T0278102

Guía esencial del ayuno intermitente *para mujeres*

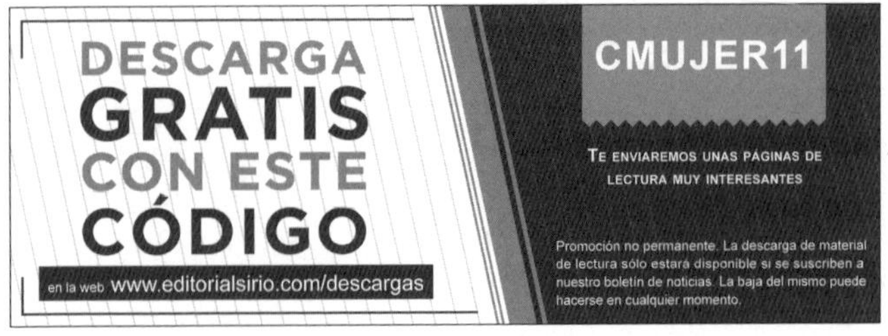

La información contenida en este libro se basa en las investigaciones y experiencias personales y profesionales del autor y no debe utilizarse como sustituto de una consulta médica. Cualquier intento de diagnóstico o tratamiento deberá realizarse bajo la dirección de un profesional de la salud.
La editorial no aboga por el uso de ningún protocolo de salud en particular, pero cree que la información contenida en este libro debe estar a disposición del público. La editorial y el autor no se hacen responsables de cualquier reacción adversa o consecuencia producidas como resultado de la puesta en práctica de las sugerencias, fórmulas o procedimientos expuestos en este libro. En caso de que el lector tenga alguna pregunta relacionada con la idoneidad de alguno de los procedimientos o tratamientos mencionados, tanto el autor como la editorial recomiendan encarecidamente consultar con un profesional de la salud.

Título original: The Essential Guide to Intermittent Fasting for Women
Traducido del inglés por Antonio Luis Gómez Molero
Diseño de portada: Editorial Sirio, S.A.
Maquetación: Toñi F. Castellón

Publicado inicialmente por Greystone Books Ltd.
343 Railway Street, Suite 302, Vancouver,
B.C. V6A 1A4, Canadá

EDITORIAL SIRIO, S.A.
C/ Rosa de los Vientos, 64
Pol. Ind. El Viso
29006-Málaga
España

www.editorialsirio.com
sirio@editorialsirio.com

I.S.B.N.: 978-84-19685-25-4
Depósito Legal: MA-1681-2024

Impreso en Imagraf Impresores, S. A.
c/ Nabucco, 14 D - Pol. Alameda
29006 - Málaga

Impreso en España

Puedes seguirnos en Facebook, Twitter, YouTube e Instagram.

MEGAN RAMOS
coautora de ***El ayuno como estilo de vida***

Prólogo de
Jason Fung
autor de ***El código de la obesidad***

Guía esencial del ayuno intermitente para mujeres

Equilibra tus hormonas para perder peso, reducir el estrés y optimizar tu salud

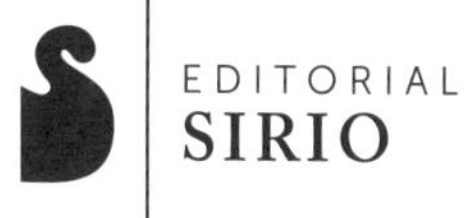
EDITORIAL SIRIO

Índice

Prólogo

El ayuno intermitente se ha convertido en uno de los temas más candentes en materia de adelgazamiento, tanto en la opinión pública como en la medicina académica, por una buena razón: funciona. Por lo general, si no comes, pierdes peso. Megan Ramos es una de las pioneras en la utilización del ayuno intermitente para adelgazar, y en los primeros años del renacimiento del ayuno, a mediados de la década de 2010, trabajamos juntos para promover esta práctica antigua y de eficacia probada.

Como muchas otras mujeres, Megan sufría de sobrepeso y síndrome de ovario poliquístico. Con el paso de los años, su peso se volvió más difícil de controlar. A pesar de seguir rigurosamente los consejos nutricionales habituales de la época y de recibir un costoso asesoramiento dietético privado de algunos de los dietistas más destacados, lo único que conseguía era sentirse cada vez peor. Gracias a sus conocimientos como investigadora médica, comprendió que debía de haber un fallo en el planteamiento.

Soy médico, especialista en nefrología (riñón). Las enfermedades renales han aumentado enormemente como consecuencia de la actual epidemia de diabetes tipo 2. La diabetes ha pasado a ser

–y sigue siendo hoy en día– la causa más habitual de enfermedad renal (así como de ceguera, infecciones y amputaciones no traumáticas). El tratamiento médico convencional no funcionaba, y poco a poco empecé a darme cuenta de que estábamos ignorando en gran medida la raíz del problema.

Lo que provocaba esta epidemia de diabetes era la obesidad y el sobrepeso. Por tanto, para conseguir una mejora, la solución no eran los medicamentos, sino el adelgazamiento. Si los pacientes conseguían perder peso, su diabetes tipo 2 mejoraría. Si no tenían diabetes, no desarrollarían la enfermedad renal diabética. La prevención era mucho mejor que el tratamiento. Sin embargo, el tratamiento convencional de la diabetes se centraba en recetar medicamentos para reducir la glucosa en sangre, en lugar de implementar cambios en la dieta y el estilo de vida.

Cuando investigaba sobre la pérdida de peso, me planteé el uso del ayuno como herramienta terapéutica. Megan, una investigadora con la que trabajaba, quedó fascinada de inmediato y decidimos que merecía la pena seguir investigando esta idea. Nos encontrábamos a principios de la década de 2010, y por aquel entonces el ayuno se consideraba una práctica peligrosa. La gente estaba convencida de que lo saludable era comer seis o incluso diez veces al día. La idea misma de no comer durante un periodo de tiempo se consideraba arriesgada. Pero ¿por qué?

La explicación científica del ayuno es clara: no tiene nada de intrínsecamente inusual o peligroso. El ayuno es solo un periodo de tiempo en el que no comes. Existe un equilibrio entre la alimentación (cuando almacenas energía alimentaria o calorías) y el ayuno (cuando quemas calorías). El ayuno permite al cuerpo utilizar sus propias reservas de energía alimentaria: la grasa corporal. El ayuno es natural y tradicional, y lo que es más importante, funciona para reducir el peso y revertir la diabetes tipo 2. Se ha constatado que muchos de los mitos y creencias negativas en torno al ayuno son falsos.

Megan y yo pusimos en marcha la Intensive Dietary Management Clinic ('clínica de tratamiento dietético intensivo') para poner en práctica algunas de estas ideas, e inmediatamente vimos los resultados en materia de salud. Las historias de algunos de nuestros pacientes eran increíbles. Tras años de enfermedad, estaban adelgazando, reduciendo su medicación para la diabetes tipo 2 y sencillamente mejorando. Ha sido un largo camino, pero el ayuno está volviendo a ganar aceptación. Megan ha estado a la vanguardia de este movimiento, especialmente para las mujeres, y este libro de orientación para el ayuno, con base científica y repleto de sugerencias prácticas, demostrará ser un valioso recurso durante muchos años.

Doctor Jason Fung,
autor de *El código de la obesidad* y *El código de la diabetes*

Introducción

• • • • •

«No se puede pensar bien, amar bien,
dormir bien, si no se come bien».

Virginia Woolf

Mi nombre es Megan Ramos y soy educadora sanitaria e investigadora especializada en el uso del ayuno intermitente para ayudar a prevenir, curar y revertir afecciones crónicas como la obesidad y la diabetes tipo 2. He impartido formación y entrenamiento sobre ayuno y nutrición a miles de personas que sufren de síndrome metabólico.

Según mi experiencia, el ayuno intermitente, o lo que es lo mismo, comer solo en intervalos específicos predeterminados, resulta mucho más fácil que cambiar la dieta radicalmente. Seguir un programa regular de ayuno me ha cambiado la vida. A lo largo de los años, he comprobado como este programa corregía las causas fundamentales de mi precaria salud, a la vez que me daba la libertad de comer todo tipo de carne, pescado y verduras, ¡con algún que otro capricho de vez en cuando!

Como veremos en este libro, el ayuno intermitente es una forma de reducir el número de horas durante las que ingieres alimentos con el fin de que tu organismo consiga reequilibrar sus hormonas y tú tomes las riendas de tu salud. Te animo a que leas cada capítulo sin saltarte ninguno, para que comprendas el funcionamiento del cuerpo y cómo puedes potenciar tu salud y encontrar un programa de ayuno que se adapte a tu estilo de vida y te ayude a abordar las causas fundamentales de tus problemas de salud. Sé que es tentador saltarse capítulos; eso es exactamente lo que yo también querría hacer. Deseo que este libro sea a la vez educativo y personal. He pasado por mis propios problemas de salud y me he beneficiado personalmente del ayuno intermitente en mi camino hacia el bienestar. Espero que, cuando veas los cambios que he introducido en mi propia vida y leas las historias de otras mujeres que se recuperaron de enfermedades crónicas y de otros problemas de salud, encuentres inspiración y recursos para que el ayuno intermitente también forme parte de tu viaje hacia el bienestar. Si sigues paso a paso mis instrucciones, te resultará muy fácil incorporar esta práctica a tu vida.

He escrito este libro para ti y para todas las mujeres, jóvenes y mayores. Llevo la vida entera tratando de averiguar la mejor manera de ayudarnos unas a otras a estar más sanas, y quiero compartir contigo todo lo que sé.

Mi trayectoria hasta descubrir el ayuno intermitente

Nací en 1984, una época en la que muchos alimentos naturales se tachaban de «nocivos». En marzo de ese año, la revista *Time* publicó en portada una foto de un plato con beicon y huevos bajo el título «Colesterol: y ahora las malas noticias...», y desde luego esos alimentos no estaban permitidos en mi casa. Mis padres estaban muy ocupados, así que, si no me gustaba lo que me preparaban para cenar, pedía *pizza*.

Sin embargo, mi camino hacia esta carrera y esta vida empezó en realidad durante mi preadolescencia, cuando mi madre se puso muy enferma. Le diagnosticaron una enfermedad genética rara llamada *neurofibromatosis tipo 2*, que hizo que su cuerpo desarrollara tumores benignos en el sistema nervioso central. Asimismo, tiene varios grupos de tumores cerebrales llamados *meningiomas*. Y, por si fuera poco, tumores endocrinos benignos. Se desconocen las causas. Por eso le extirparon un tumor de la parte central de la médula espinal, así como la glándula tiroides y una de las glándulas suprarrenales. De hecho, el tumor de la glándula suprarrenal era tan grave que hizo que su cuerpo produjera un exceso de cortisol, nuestra principal hormona del estrés (ver el capítulo cinco).

Las tremendas fluctuaciones hormonales de estos tumores endocrinos provocaron la fractura de cadera de mi madre. No fue una caída. Ningún accidente. Nada. Simplemente perdió la capacidad de andar, y como este síntoma era tan insólito, los médicos tardaron seis meses en diagnosticar lo que estaba ocurriendo. Ya por aquel entonces pensé que debía de haber una causa subyacente que explicara el estado de mi madre y con la que los médicos no daban.

Estaba indignada. Me resultaba inadmisible aceptar que una mujer sana enfermara de repente sin que se intentara descubrir el *porqué*. Quería que los médicos indagaran en las causas de su enfermedad, no que se limitaran a recetar soluciones que no funcionaban. Cuanto más pensaba en ello, más me enfurecía. Alguien tenía que resolver ese problema, y en décimo curso decidí que ese alguien iba a ser yo.

El verano siguiente, tuve la oportunidad de trabajar en una clínica de nefrología en Toronto (Canadá). Esta clínica renal no solo formaba parte del mayor programa médico de cualquier tipo llevado a cabo en Norteamérica, sino que además ponía en marcha numerosas investigaciones. Realizaba estudios farmacéuticos y centrados en el diagnóstico precoz de la enfermedad renal, y también se interesaba por las intervenciones en el estilo de vida como parte importante de los tratamientos. Desde el primer día, me permitieron interactuar con los pacientes y aprender sobre sus enfermedades, medicamentos y hábitos. Volví a la clínica todos los veranos durante la secundaria; cuando empecé la universidad seguí trabajando allí a tiempo parcial. Me encantaba el trabajo, y mis momentos favoritos eran cuando hablaba con los pacientes. Muchos de ellos me vieron crecer. Para mí eran mucho más que pacientes. Se habían convertido en amigos y, en algún caso, en familia.

La esperanza de vida en diálisis es de tres años si tienes diabetes y de cinco si no la tienes. Lo peor del trabajo era cuando fallecía alguien. Se me partía el corazón cada vez que pasaban una esquela. Y eso reforzó mi deseo de ayudar a encontrar soluciones sostenibles que transformaran la vida de los pacientes. Pero con el paso de los años, perdí la esperanza de que el trabajo pudiera arreglar algo. Moría demasiada gente, sobre todo a causa de la diabetes tipo 2 y la obesidad. Nada de lo que recomendaba la clínica servía. Me sentía tan impotente como cuando mi madre enfermó; lo único que estaba aprendiendo con mi carrera era a saber *cuándo* iba a morir un paciente, no a ayudarlo a recuperarse.

A los veintiséis años, me tomé un año sabático. Necesitaba tiempo para decidir qué iba a hacer con mi vida. Quería ayudar a la gente, pero no hacía más que ver morir a las personas a las que había llegado a querer. Mi pasión por el trabajo se enfrió y me volví más distante, porque así evitaba encariñarme tanto con mis pacientes y me costaba menos aceptar que no podía ayudarlos. Me inscribí para estudiar Ciencias Actuariales; desde luego, en una profesión así no sufriría. Me sentía desesperada por encontrar mi vocación, ya que la medicina no parecía serlo.

Tampoco tenía esperanzas en el futuro. En mi familia abundaban la obesidad, la diabetes tipo 2 y las enfermedades cardiacas. Mi madre seguía sufriendo de forma desconcertante, y esta herencia genética hizo que me preocupara no solo por su salud, sino también por la mía. A pesar de ser lo que mis amigas llamaban «odiosamente delgada», tenía dos enfermedades asociadas a la obesidad: la enfermedad del hígado graso no alcohólico (EHGNA) y el síndrome de ovario poliquístico (SOP). Nadie me había explicado *por qué* padecía estas enfermedades. Con el tiempo he llegado a la conclusión de que se debe a que tenía un porcentaje muy elevado de grasa corporal, pero los médicos tienen poca formación sobre la obesidad, así que nadie me ofreció ninguna idea que me resultara útil. Me dijeron que estas enfermedades se me pasarían con la edad, siempre que me mantuviera «delgada».

Me mantuve delgada, pero el hígado graso, el síndrome de ovario poliquístico y la fatiga parecían empeorar, y empecé a sentirme desilusionada y deprimida.

Comprendí que tenía que tomar el control de mi propia salud. Quería empezar a comer como una adulta responsable. Me hice la promesa de que los veintiséis iban a ser mi año para dirigir por fin mi carrera y mi salud personal. Siguiendo la *Canada's Food Guide* [Guía alimentaria de Canadá], empecé a hacer seis comidas pequeñas al día. Eso significaba comer muchos tentempiés, contar las calorías, limitar la ingesta de grasas y aumentar el consumo de frutas y cereales integrales «saludables». Hice ejercicio con un entrenador personal.

Hice todo lo que estaba en mi mano.

Y terminé engordando treinta y seis kilos.

Al cumplir los veintisiete, y tras años de malos hábitos alimentarios, acabé en la consulta del médico.

«Me temo que tiene diabetes tipo 2», me dijo la doctora después de revisar mis análisis de sangre. Pensé que había oído mal. Sabía lo que les pasaba a quienes sufrían esa enfermedad; los veía a todas horas en la clínica de nefrología donde trabajaba. Con el corazón encogido y los ojos llenos de lágrimas, me acordé de los pacientes que fallecieron. Notaba cómo la adrenalina me corría por las venas y tenía muchísimo miedo.

A mis veintisiete años me sentía destrozada. ¿Qué clase de vida iba a tener? Me imaginaba un fallo renal a los treinta y cinco, ceguera a los cuarenta, demencia o alzhéimer a los cincuenta. En algún momento, el cáncer acabaría conmigo. Aquella tarde llamé al trabajo para decir que estaba enferma y me eché a llorar. Creía que los médicos no podían ofrecerme nada. No había respuestas, ni soluciones, ni comprensión de lo que le estaba ocurriendo a mi cuerpo, o a los cuerpos de muchas mujeres que conocía. Como tantas otras, se esperaba de mí que funcionara con un organismo enfermo, un corazón encogido de miedo y una mente destrozada. No le conté a nadie lo de mi diabetes, pero empecé a vivir como si ya me estuviera muriendo.

Mi recuperación gracias al ayuno intermitente

Unas semanas después de mi diagnóstico, un colega entró en nuestra oficina de investigación y dijo: «¡No os lo vais a creer! El doctor Fung cree que se puede curar a la gente de la diabetes tipo 2 pasando hambre. Creo que se le ha ido la cabeza». Por aquel entonces, el doctor Jason Fung era uno de los nefrólogos más jóvenes del equipo. Era un hombre con una cultura excepcional, que a menudo presentaba ideas fuera de lo común, pero con mucho sentido. Recuerdo que me molestó la risa de mi colega, pero me sentía tan mal que no asimilaba lo que acababa de contarnos y no le di mayor importancia.

Pasaron dos semanas y una tarde, mientras revisaba unos resultados de laboratorio en la parte de atrás de la clínica, escuché por casualidad que el doctor Fung estaba dando una charla a unos metros de allí. Entré en la sala de conferencias y lo encontré hablando a un grupo de pacientes sobre el uso del ayuno intermitente para revertir la diabetes tipo 2 y perder peso de forma sostenible. Sabía que, como yo, el doctor Fung se sentía frustrado porque muchos de sus pacientes sufrían con un estado de salud precario. Enfermaban, y él no hacía más que darles malas noticias. Había estado investigando sobre la diabetes y explorando una vía que conectara la religión, el ayuno, la espiritualidad y la salud. Todo lo que dijo ese día contradecía lo que me habían enseñado y la forma en que los médicos practican la medicina, pero tenía sentido según mi experiencia clínica. Fue como encajar una llave en una cerradura: se abrió una nueva puerta para mí.

Después de escuchar al doctor Fung corrí a casa para buscar en Internet información sobre el ayuno. Leí que el ayuno intermitente era una forma de controlar el tiempo que pasaba comiendo y que, ayunando, podía transformar mi salud. Decidí lanzarme de lleno y tomar el control de mis enfermedades. Al día siguiente, me dispuse a ayunar durante siete días... Al cabo de diecisiete horas estaba a punto de comerme los paneles de yeso de la oficina.

La experiencia que tuve al empezar puede servirte de advertencia, y desde luego no es la forma en que te recomiendo que inicies tu propio proceso de ayuno intermitente. Lanzarse de cabeza a ello puede provocar desánimo y frustración, además de resultar peligroso para algunos. No tardé en comprender que debía adoptar un enfoque flexible y gradual, lo cual, como perfeccionista y extremista, me resultaba difícil de asimilar. Pero esa es la estrategia que quiero ayudarte a aprender. He experimentado este enfoque de primera mano, y he guiado a miles de clientes en sus propios viajes de ayuno, a base de refinar el método y adaptarlo a cada caso.

Tras mi fracaso inicial, seguí investigando y decidí saltarme el desayuno durante unos cuantos días seguidos. Parecía fácil porque, de todos modos, no tenía tiempo para desayunar. También decidí evitar picar entre el almuerzo y la cena. Me dije que tenía que tratar el ayuno no como una dieta, sino como un tratamiento terapéutico. Mi objetivo inicial no era perder peso, sino revertir mi diabetes tipo 2. Así que me presenté a cada día de ayuno como lo habría hecho para la quimioterapia. El ayuno era mi tratamiento.

Fue duro al principio, pero se volvió más fácil con el paso de las semanas y los meses. Cuando empecé a sentirme mejor, descubrí que tenía energía para comer mejor. Podía estar en la cocina después del trabajo y preparar una comida sin desmayarme de hambre. En seis meses revirtieron la diabetes, el SOP y el hígado graso, y perdí unos veintisiete kilos. Mis periodos empezaron a ser regulares por primera vez en mi vida. Y en la actualidad sigo libre de todas mis dolencias y he mantenido una pérdida de peso de treinta y nueve kilos durante los últimos diez años.

Compartir el mensaje del ayuno intermitente

Poco después de mi éxito inicial con el ayuno, el doctor Fung y yo unimos fuerzas para iniciar a algunos pacientes de nefrología con diabetes tipo 2 en un programa de ayuno. En cuestión de semanas, *todos habían eliminado al menos un medicamento para la diabetes, si no todos*. Y personas de todas las edades perdían peso de repente, incluso cuando pensaban que no podrían perder veintidós, treinta y dos o cuarenta y cinco kilos a su avanzada edad. Nuestros colegas estaban asombrados de lo que hacíamos y empezaron a remitirnos pacientes.

Pronto se difundió la noticia en la comunidad y, antes de que nos diéramos cuenta, teníamos una lista de espera de dos años para la clínica, a la que inicialmente llamamos la Intensive Dietary Management (IDM).

El doctor Fung escribió su primer libro, *El código de la obesidad*, que se convirtió instantáneamente en un *bestseller* internacional en 2016. Un mes después de la publicación del libro, mi buzón de correo electrónico se llenó de mensajes de personas de todo el mundo que suplicaban venir a nuestra clínica. Estábamos desbordados. No teníamos espacio para ver a todo el mundo de manera presencial, así que empecé a compartir en Internet información sobre el ayuno. Lo siguiente que supe es que estaba trabajando catorce horas diarias, sin un solo día libre a la semana.

En la actualidad, llevamos a cabo el programa de ayuno totalmente *online*, mediante un programa autoguiado con apoyo comunitario, asesoramiento sanitario y telemedicina. Hasta la fecha, he ayudado a más de veinte mil personas de todo el mundo a recuperar el control de su salud y su cintura mediante el poder del ayuno intermitente. La mayoría de la gente a la que he ayudado son mujeres cisgénero.* Mujeres jóvenes con SOP, que a veces causa infertilidad. Mujeres que han dejado de tener hijos. Mujeres que entran en la menopausia, atraviesan la menopausia o son posmenopáusicas. El ayuno no solo las ha ayudado: ha transformado sus vidas.

En este libro, te guiaré a través de los datos científicos y mi experiencia clínica –trabajando con mujeres de todas las edades, cuyos problemas de salud van desde la obesidad hasta las afecciones autoinmunes y la diabetes tipo 2–, para ayudarte a descubrir cómo puedes sanar. Estos conocimientos también les resultarán útiles a las mujeres que deseen mantener un peso óptimo y seguir

* N. del T.: El término cisgénero hace referencia a personas cuya identidad de género coincide con su fenotipo sexual.

un enfoque preventivo para impedir problemas de salud en el futuro. A menudo se les dice a las mujeres que es normal ganar peso y enfermar a medida que envejecemos. No es cierto. Puedes recuperar el control.

Ayunar es una práctica excelente que nos beneficia a todas al bajar los niveles de inflamación, facilitar el mantenimiento de un peso saludable y prevenir posibles problemas de salud. Este libro disipa los mitos sobre el ayuno, la grasa y la comida que tanto han perjudicado a la mayoría de las mujeres. Explora las complejas hormonas femeninas y su papel en la salud y el bienestar, y te muestra cómo utilizar el poder de los protocolos de ayuno intermitente para transformar tu salud y tu futuro.

En la última década, desde que el doctor Fung y yo iniciamos la IDM, se ha alcanzado una comprensión más profunda del ayuno intermitente. Los principales medios de comunicación, como la CNN y la revista *Time*, cubren este tema casi a diario. Mientras camino por la calle, oigo a jóvenes de aspecto saludable hablar de los beneficios del ayuno. Veo el impacto positivo de esta práctica en miles de clientes, y deseo que tú también disfrutes de esos mismos resultados. En este libro encontrarás un gran número de pruebas clínicas y conocimientos médicos sobre el ayuno intermitente, así como mi propia experiencia personal en el tema. Todo esto te servirá para entender cómo funciona el organismo y cuáles son las causas profundas de las enfermedades, y te ayudará a prevenirlas y a conseguir un cuerpo más sano.

PRIMERA PARTE

Las causas de nuestra resistencia:

mitos y malentendidos sobre el ayuno, la grasa y la comida

1

Los beneficios y mitos del ayuno intermitente para mujeres

«Nuestra comida debería ser nuestra medicina. Nuestra medicina debería ser nuestra comida. Pero comer cuando estás enfermo es alimentar la enfermedad».

–Atribuido a Hipócrates

El ayuno intermitente (AI) es una forma sencilla y fácil de ayudarte a controlar tu peso, equilibrar tus hormonas y mantener el cuerpo sano. Aunque tiene fama de ser un modo nuevo y moderno de comer, en realidad es una forma de alimentación milenaria que te resultará muy natural cuando la incorpores a tu vida.

Cuando oí hablar por primera vez del AI, me hacía tanta ilusión empezar que pasé mucha hambre y estuve a punto de darme por vencida. Si no hubiera estado en contacto con personas que investigaban sobre este tema y que entendían cómo y por qué tiene sentido el AI, quizá nunca hubiera avanzado en este viaje. Así pues, quiero comenzar compartiendo información sobre lo que es –y lo que no es– el AI y algunos de los beneficios de incorporar a tu vida esta práctica alimentaria y curativa. Al compartir mis conocimientos, te ayudaré a construir una base sólida que te permitirá realizar cambios significativos fácilmente. Te facilitaré herramientas para que tengas éxito en tu primer ayuno, y en los posteriores, herramientas que he aprendido de mis experiencias personales y profesionales trabajando con miles de individuos que comenzaron a practicar el AI por primera vez. Pronto llegaremos a esa parte del libro, pero antes repasemos algunos términos, empezando por lo que queremos decir cuando hablamos de ayuno.

¿Qué es el ayuno intermitente?

El ayuno es una de las formas de comer más antiguas que conoce el ser humano. Sin embargo, en 2013, cuando el doctor Jason Fung y yo intentábamos introducir métodos de ayuno entre nuestros pacientes, nos encontramos con muchas opiniones contradictorias de nuestros colegas. Esto se debe a que cuando la gente oye la palabra *ayuno*, piensa en *inanición*. En realidad, ambos términos son opuestos. El *ayuno* es la restricción voluntaria de alimentos por motivos religiosos, espirituales o de salud. En cambio, la *inanición* es la restricción involuntaria de alimentos. La inanición no es una elección ni es deliberada. Cuando eliges ayunar, la comida está disponible; lo que ocurre es que decides no comerla durante un periodo de tiempo. Lo entenderás mejor con esta analogía:

> Un congelador almacena alimentos a largo plazo; en cambio, un frigorífico se utiliza para almacenarlos a corto plazo. Supongamos que vamos al mercado a diario a comprar comida, tres veces al día.

> Una parte va al frigorífico, pero la que sobra la guardamos en el congelador. Pronto llega el momento en que un solo congelador no es suficiente, así que compramos otro, y otro más... Al cabo de varias décadas, tenemos diez congeladores y ningún sitio donde ponerlos. La comida del congelador no se come porque seguimos comprando comida, tres veces al día. Sencillamente, no hay razón para sacar la comida del congelador.
>
> ¿Qué pasaría si un día decidiéramos no comprar comida? ¿Nos «moriríamos de hambre»? En absoluto. Primero vaciaríamos el frigorífico. Y, a continuación, utilizaríamos la comida que hemos ido almacenando cuidadosamente en el congelador.
>
> –Doctor Jason Fung

Esta analogía muestra en qué se diferencian el ayuno y la inanición: el congelador de nuestro cuerpo tiene comida, y cuando ayunamos, agotamos ese combustible. Por el contrario, cuando pasamos hambre, no hay comida en el frigorífico ni en el congelador, y no podemos encontrar combustible para nuestro cuerpo.

En nuestra clínica de Toronto, muchos de mis pacientes ya estaban acostumbrados a la idea del ayuno porque ayunaban por motivos religiosos. O si ellos mismos no ayunaban, conocían a alguien que lo hacía. Cuando hablamos de ayunar tres veces por semana, muchos de esos pacientes comprendieron que podían hacerlo. Quizá tengas experiencia en ayunar por tus creencias espirituales, o tal vez la idea sea nueva para ti. En cualquier caso, la palabra *ayuno* se refiere a una serie de prácticas diferentes. Te explicaré claramente las definiciones que utilizo en mi consulta para los distintos tipos de ayuno.

Mi deseo es ayudarte a descubrir el tipo de ayuno que mejor se adapta a ti y a tu cuerpo. Y lo que es más importante, quiero que encuentres una manera de ayunar que puedas mantener, porque **la constancia es la clave para alcanzar el bienestar**.

• EL LENGUAJE DEL AYUNO •

El *ayuno intermitente*, también conocido como ayuno de días alternos, consiste en alternar momentos en los que comes con momentos en los que no comes. La clave está en la *intermitencia*, lo que significa que ayunas a menudo, pero no de forma continua ni de la misma manera día tras día. Por ejemplo, yo ayuno veinticuatro horas, tres veces por semana. Programo mis tres ayunos para los lunes, miércoles y viernes. De este modo, los fines de semana quedan libres para disfrutar de la comida con mi marido. La mayoría de la gente ve progresos constantes al ayunar durante veinticuatro horas tres veces por semana, ya que es el programa de ayuno intermitente más útil para perder peso, equilibrar las hormonas y prevenir y revertir la diabetes tipo 2 y otras enfermedades relacionadas con la insulina.

La *alimentación restringida temporalmente* es cuando te permites comer solo entre determinadas horas de cada día. Por ejemplo, quizá te parezca razonable dejar dieciséis horas entre la última vez que comes por la noche (cenar temprano) y la primera vez que comes por la mañana (desayunar). Eso significa que no ingieres alimentos desde la cena hasta el desayuno, que tomas a última hora de la mañana. ¡Nuestra primera comida del día se llama *des-ayuno* por algo! A menudo, las personas que se inician en el ayuno empiezan con una restricción horaria, con grandes resultados. Un ejemplo de ayuno con restricción de tiempo es el ayuno 16/8. Esto significa que solo comes durante un intervalo de ocho horas. Durante dieciséis horas al día, no ingieres alimentos. Otro ejemplo habitual es el ayuno 18/6. La mayoría de quienes hacen un ayuno 18/6 se saltan una comida al día, quizá el desayuno o la cena. Comes durante un periodo de seis horas, y hay dieciocho horas al día en las que no comes.

Estos planes de alimentación no son intermitentes porque se siguen todos los días de la misma manera. Tampoco son planes de ayuno terapéutico, porque aunque son estupendos para mantener una buena salud, no lo son para perder peso en mujeres con problemas relacionados con la insulina. Los niveles de insulina no se suprimen el tiempo suficiente para que pueda considerarse un auténtico ayuno, lo que dificulta la pérdida de peso con este método. Sin embargo, incluso una breve interrupción de la alimentación puede ser beneficiosa. Para que estos planes alimentarios sean intermitentes, tienes que cambiar tu horario de comidas de manera que no sigan el mismo patrón día tras día. Por ejemplo, puedes hacer un ayuno 16/8 un día y seguirlo con un día de comida normal. Para obtener los mejores resultados, recomiendo a mis clientas que, los días que no ayunan, coman en horario restringido.

El *ayuno prolongado* o *extendido* es cualquier ayuno de más de setenta y dos horas. Los ayunos prolongados pueden ser estupendos para un restablecimiento hormonal y para el antienvejecimiento, pero *no son adecuados para todo el mundo*, y no deberías hacerlos todo el tiempo ni tan a menudo. Recomiendo hacer un ayuno prolongado *solamente con control médico* y con al menos un intervalo de seis a ocho semanas entre ayunos. Demasiados ayunos prolongados pueden causar agotamiento por ayuno, profunda frustración y carencias de nutrientes, especialmente de vitaminas D, K y selenio. El selenio es esencial para la función tiroidea, y una cantidad insuficiente puede provocar debilidad muscular y fatiga. Un exceso de este nutriente también tiene efectos perjudiciales, por lo que no conviene tomar mucho selenio para superar un ayuno prolongado.

La historia de Angela

Durante el confinamiento por la pandemia de COVID-19, Angela engordó, como le sucedió a otra mucha gente; en su caso fueron nueve kilos. Me contó que es la clase de persona que o va al gimnasio siete días a la semana o no va en absoluto: no le gustan las medias tintas.

Para intentar perder el peso que había ganado comiendo constantemente durante ese largo periodo de pandemia en casa recurrió al ayuno. En este libro aprenderemos que picar constantemente provoca una secreción crónica de insulina, que es lo que conduce al aumento de peso.

El problema es que Angela había abordado el ayuno con el mismo enfoque de todo o nada que utilizaba con el ejercicio: hacía repetidos ayunos de cinco días para tratar de perder esos nueve kilos. Estos ayunos prolongados seguidos provocaron fatiga por ayuno, deshidratación y dificultad para resistirse a los alimentos debido a la sensación de privación. Y debido a esto se daba atracones de comida y se sentía frustrada. Por eso acudió a mí en busca de ayuda.

En su libro *Hábitos atómicos*, James Clear dice que es importante mejorar un uno por ciento una y otra vez, y este fue el consejo que le di a Angela: ayunar dos veces por semana durante cuarenta y dos horas, y comer y cenar sin picar nada los demás días. Hice mucho hincapié en la constancia, que, como verás, es la clave de mis enseñanzas.

Angela acabó conformándose con ayunar dos veces por semana, lo que se adaptaba mejor a su estilo de vida. En seis semanas, consiguió perder la mitad de su exceso de peso. Como veremos a menudo a lo largo de este libro, para obtener resultados es mucho más efectivo ayunar de forma consistente que el ayuno extremo. Aunque creamos que si un día nos va bien, diez días será mejor, este planteamiento de cuanto más, mejor, no es viable ni tiene éxito a largo plazo. El ayuno intermitente proporciona numerosos beneficios a largo plazo a las mujeres, y cuando se mantiene de forma consistente durante un periodo prolongado, estos beneficios se potencian al máximo.

Beneficios del ayuno intermitente para las mujeres

Muchas mujeres acuden a mí con una razón específica para probar el ayuno: quieren adelgazar, aumentar su fertilidad, controlar la diabetes tipo 2 o encontrar una forma sostenible de comer que puedan incorporar a sus vidas. El ayuno intermitente aborda todas estas cuestiones y además beneficia a la mayoría de las mujeres adultas, sea cual sea su estado de salud o su etapa vital. El ayuno intermitente tiene muchas ventajas, que van desde mantener la pérdida de peso hasta la extraordinaria flexibilidad de esta forma de comer.

Mantiene la pérdida de peso

Cuando empecé a ayunar de forma intermitente, perdí veintisiete kilos. Y durante los últimos diez años he mantenido una pérdida de peso de treinta y nueve kilos gracias al ayuno intermitente. He constatado esta pérdida de peso sostenida a largo plazo una y otra vez, en miles de clientes. En el capítulo cuatro analizaré las razones por las que el AI conduce a la pérdida de peso; por ahora quédate con que el adelgazamiento es uno de sus principales beneficios.

Revierte la diabetes tipo 2

Cuando comemos azúcar o almidón, nuestros niveles de azúcar (glucosa) en sangre aumentan de forma natural. Deberían disminuir a las dos horas de comer, pero si tienes diabetes tipo 2, esos niveles se mantienen altos. El ayuno intermitente trata la causa fundamental de la diabetes, y el resultado es que tienes una respuesta normal de la glucosa dos horas después de comer. En el capítulo tres analizaremos esta respuesta más detalladamente.

Revierte el síndrome de ovario poliquístico

El SOP es un trastorno llamado así por los tumores llenos de líquido que pueden desarrollarse en los ovarios y que, dependiendo de su cantidad y tamaño, pueden alterar las hormonas sexuales que se producen en estos órganos. Dichas alteraciones provocan ciclos menstruales irregulares, infertilidad, obesidad y acné o crecimiento del vello facial.

El ayuno intermitente actúa contra los tumores, y estos terminan por desaparecer porque abordamos la causa principal. En el capítulo siete veremos el SOP más detenidamente.

Revierte la enfermedad del hígado graso no alcohólico

La EHGNA se produce cuando el hígado acumula tanta grasa que ya no puede funcionar correctamente. Este tipo de grasa es visceral (se localiza en nuestros órganos internos) y causa enfermedad. El hígado controla si nuestro organismo puede gestionar eficazmente la glucosa, que es el mismo problema que observamos en la diabetes tipo 2. Si tenemos problemas con el hígado, tenemos problemas con la diabetes tipo 2. El AI le ofrece al cuerpo la oportunidad de utilizar esta grasa visceral como combustible, lo que ayuda a revertir la EHGNA.

Reduce el colesterol

Los niveles elevados de tensión arterial suponen una gran carga de trabajo para el corazón. Cuando ayunas intermitentemente, pierdes el exceso de agua y sodio, y a consecuencia de esto baja tu tensión arterial. Cómo y por qué el ayuno intermitente ayuda a bajarla es un tema muy extenso, que va más allá del alcance de este libro, pero es útil conocer este beneficio, ya que muchas mujeres sufren de tensión arterial alta. La tensión arterial alta es, de hecho, un síntoma de hiperinsulinemia –un exceso de azúcar y, por tanto, de insulina– y, como verás a lo largo de este libro, el ayuno te ayuda a reducir tus niveles de insulina. A su vez, tu tensión arterial, si es alta, bajará.

Induce la autofagia para prevenir enfermedades y ralentizar el envejecimiento

La autofagia es un proceso fisiológico que consiste en que el organismo busca células y proteínas viejas y deterioradas, las separa y las utiliza para formar nuevas células y proteínas sanas. En un estado de autofagia, tu cuerpo previene activamente las enfermedades y ralentiza el envejecimiento. En el capítulo diez veremos cómo la IA induce la autofagia.

Simplifica y flexibiliza los horarios de las mujeres ocupadas

Para mí, una de las mayores ventajas del ayuno intermitente es lo fácil que resulta programarlo en mi vida. Las mujeres tenemos que hacer muchos malabarismos. Con el AI, no tengo que estar todo el tiempo pensando y planificando las comidas. En los días de ayuno, no necesito cocinar para mí, y puedo hacer una jornada laboral completa y aprovechar la pausa del almuerzo para dar un paseo y aliviar el estrés, en lugar de esforzarme en preparar una comida. También valoro la facilidad con la que puedo seleccionar los días de ayuno y los días en que como, de modo que me sea posible permitirme una tarta en mi cumpleaños o maravillosas comidas festivas con la familia y los amigos. Además de los beneficios de la AI para la salud, su sencillez me ha ayudado a ser constante en mis hábitos alimentarios. En el capítulo diez encontrarás más información sobre la IA y la programación.

A pesar de todos estos beneficios tan reales y tangibles, las redes sociales están plagadas de publicaciones que afirman que el ayuno es peligroso o que no funciona para las mujeres. Lo único que he visto, en el transcurso de toda mi experiencia personal y clínica, ha sido el asombroso impacto que el ayuno intermitente y los protocolos de alimentación con restricción de tiempo tienen en las mujeres en cualquier etapa de su vida. A lo largo del libro te cuento mis propias experiencias y las de mis clientas, y comparto investigaciones que demuestran la eficacia del AI para la mujer.

Como científica, creo que siempre es importante cuestionar lo que nos dicen. Por ejemplo, les digo siempre a mis pacientes que mi objetivo es que tomen la decisión de ayunar porque entienden por qué lo hacen y los beneficios que conlleva. No quiero que nadie ayune un lunes porque yo se lo haya dicho. Debería ayunar porque le ve sentido a la explicación científica. Por eso, vamos a empezar por desmontar algunas de las falsedades que nos han contado sobre el ayuno.

¿Realidad o ficción? Algunos mitos comunes sobre las mujeres y el ayuno

Tengo la impresión de que las mujeres son más propensas a pensar que el ayuno intermitente las hará sentirse excesivamente hambrientas e improductivas y que alterará sus hormonas. A lo largo de toda mi carrera y con todos mis pacientes me he esforzado por acabar con estas y otras muchas falsedades asociadas al ayuno. Vamos a examinar estas nociones desmentidas hace tiempo para que te sientas segura e ilusionada con el viaje que estamos emprendiendo. Estos son los mitos que oigo con más frecuencia.

Mito n.º 1: el ayuno intermitente te hace estar demasiado cansada y hambrienta para ser productiva

A muchas mujeres les preocupa la noción de que, si ayunan, van a estar tan cansadas y hambrientas que serán incapaces de concentrarse y ser productivas. ¿Y cómo vamos a compaginar el trabajo, la familia, el hogar y las responsabilidades si ni siquiera podemos mantenernos despiertas y concentrarnos? Permíteme asegurarte que cuando te habitúes al ritmo del ayuno, te sentirás más despierta y serás más capaz de concentrarte. Es una de las razones por las que me encanta esta forma de comer. Desde que empecé a ayunar, he hecho crecer mi negocio, porque me encuentro más alerta y capaz que nunca. Y no siento hambre. ¡Todas mis pacientes dicen lo mismo! ¿Por qué sentimos menos hambre y estamos más despiertas? Porque **aprendemos a responder a la comida de otra manera**.

Después de entre cuatro y ocho horas sin comer, todos empezamos a sentir punzadas de hambre. Estas contracciones estomacales se desencadenan por muchos factores, no todos ellos la necesidad de comer. Sabrás a qué me refiero si alguna vez has olido beicon recién hecho o panecillos con canela y, de repente, has sentido hambre. Tenemos esta *respuesta incondicionada* permanentemente: pasamos por delante de cafeterías en cada esquina, vemos anuncios de hamburguesas de aspecto delicioso en nuestro ordenador y respiramos olores de alimentos manufacturados en el supermercado. Y de forma espontánea empezamos a salivar.

Asimismo, tenemos una *respuesta condicionada* al hambre. Esta reacción es aprendida. Por ejemplo, cada vez que nos disponemos a ver una película, nos entra hambre. Comemos palomitas porque las asociamos a ir al cine o a una noche frente al televisor. También estamos condicionados a tener hambre en cuanto nos levantamos de la cama, a media mañana en el descanso o en la pausa para el café, a la hora de almorzar, en el descanso después del almuerzo o cuando vamos a tomar otro café, a la hora de cenar y más tarde, cuando nos sentamos a ver nuestro programa favorito o justo antes de acostarnos. En realidad, la mayoría de las veces, cuando sentimos esta respuesta condicionada, no necesitamos comida.

Cuando ayunas de forma intermitente, solamente comes entre determinadas horas de determinados días. Y para ayunar con éxito, tienes que superar tu respuesta condicionada a la comida. Cuando sientes apetito porque estás sentada en el sofá viendo una película, decides no comerte una bolsa de patatas fritas porque estás fuera del intervalo de tiempo en el que comes. En lugar de eso, podrías tomar una infusión de hierbas. Cuando sientes hambre a media mañana, puedes hacer una pausa para estirarte. Conforme vayas dominando estas respuestas condicionadas, cosa que harás, sentirás cada vez menos apetito. Es liberador controlar tu alimentación con un método tan sencillo.

También conviene saber que el ayuno es un estado fisiológico del organismo y que activa el sistema nervioso simpático de nuestro cuerpo (nuestro sistema de lucha o huida), que nos despierta y nos hace sentir llenos de energía.

Mito n.º 2: el ayuno intermitente causa infertilidad, interfiere en tus periodos o altera tu función tiroidea

Uno de los mayores temores que tienen las mujeres cuando se plantean el AI es que interfiera en sus hormonas, concretamente en las hormonas sexuales y tiroideas. Aunque las hormonas femeninas *son* más complejas que las masculinas, el ayuno no afecta negativamente a estas hormonas. En mi experiencia clínica, solo he visto que el ayuno tiene una influencia positiva en las mujeres. Algunas observan retrasos u otras irregularidades en su ciclo menstrual cuando empiezan a ayunar, pero la mayoría, incluidas muchas que han tenido dificultades para concebir o menstruaciones irregulares y dolorosas, ven cómo su ciclo menstrual se regula por completo al cabo de tres meses y se reducen sus síntomas del síndrome premenstrual (SPM). Al regular nuestras hormonas y hacer que nuestros ciclos menstruales se vuelvan más predecibles, el ayuno aumenta la fertilidad. He trabajado con mujeres –las cuales han sido infértiles durante años– que descubren al cabo de seis semanas que pueden quedarse embarazadas.

Nuestras hormonas tiroideas son las precursoras de nuestras hormonas sexuales, por lo que a muchas mujeres les preocupa especialmente que el ayuno perjudique a su función tiroidea. Además, muchas sufren problemas de tiroides no relacionados con la fertilidad. La buena noticia es que el ayuno intermitente mejora el hipotiroidismo y la enfermedad de Hashimoto. Ambas dolencias se producen cuando el cuerpo produce muy pocas hormonas tiroideas porque las células se inflaman crónicamente, y cuando ayunamos, reducimos esa inflamación y las células vuelven a captar las hormonas tiroideas con eficacia. (Si estás tomando medicación para la tiroides, consulta a tu endocrino antes de empezar a ayunar. Muchas mujeres experimentan de repente hipertiroidismo después de comenzar a ayunar y necesitan reducir su medicación tiroidea).

Mito n.º 3: el ayuno intermitente deteriora o agota tu musculatura

A muchas mujeres les preocupa que ayunar de forma intermitente para perder peso pueda provocar pérdida de masa muscular. Y esto lo creen por dos motivos: el primero porque tienen la idea de que, debido al ayuno, no están obteniendo suficiente combustible para mantener la integridad muscular, y el segundo porque se supone que el cuerpo utiliza de algún modo los músculos para obtener energía. En lugar de *perder*, prefiero utilizar el término *desgastar* porque, según mi experiencia clínica, muchas personas creen que el desgaste muscular se debe a que durante el ayuno el cuerpo no obtiene proteínas. El organismo gasta algo de músculo para obtener proteínas, pero produce un cóctel hormonal que permite que el músculo vuelva a crecer rápidamente en cuanto vuelves a comer.

Gran parte de este pensamiento sobre el desgaste proviene de nuestras tendencias culturales, que nos llevan a comer en exceso. En Estados Unidos y en muchos países occidentales industrializados, las guías alimentarias gubernamentales nos dicen que comamos seis comidas pequeñas al día más tentempiés, y hacen hincapié en los granos, los cereales y los lácteos. La sobrealimentación como estilo de vida se ha incorporado a los nuevos barrios con una cafetería en cada esquina y un establecimiento de comida rápida cada dos o tres manzanas. El resultado es que a la mayoría nos faltan micronutrientes porque no comemos suficientes alimentos crudos, sin procesar, y almacenamos un exceso de energía combustible en nuestras células adiposas por comer mucha comida con demasiada frecuencia, casi siempre muy procesada y refinada. Nuestro cuerpo necesita deshacerse de toda esa grasa almacenada, y esto es lo que ocurre cuando ayunamos; nuestros músculos no se desgastan.

Reflexiona sobre la siguiente analogía. Tienes cien trozos de leña en el porche de una cabaña en el bosque. Quieres hacer fuego en una fría noche de invierno. ¿Arrojas a la chimenea la mesita del café, que es funcional como nuestros músculos? ¿O utilizas la leña, que al igual que nuestra grasa corporal solo tiene una finalidad como combustible? ¿Por qué ibas a trocear una mesita que tiene diversos usos? Igual que quemarías la leña más económica como combustible, nuestro cuerpo utiliza su opción más económica: nuestras fuentes de grasa. Hemos evolucionado para hacer frente a épocas de escasez y abundancia de alimentos, y esta grasa almacenada facilita la recuperación de combustible cuando escasean las fuentes de alimentos.

El ayuno mejora nuestra capacidad de crear masa muscular magra. A medida que envejecemos, perdemos mucha masa muscular, y en realidad los músculos son los protectores de nuestras articulaciones y órganos. Perder masa muscular también nos pone en riesgo de perder densidad ósea. Uno de los componentes básicos que necesitamos para desarrollar masa magra (masa muscular y ósea) es la hormona del crecimiento humano (HGH, por sus siglas en inglés), y una forma de asegurarnos de que obtenemos suficiente HGH es ayunar. Producimos HGH en ayunas. De hecho, ensayos controlados aleatorizados demuestran que el ayuno intermitente retiene tres veces más masa magra que las dietas de reducción de calorías.[1] Por tanto, el ayuno te ayudará a *ganar* fuerza muscular y densidad ósea.

Otra gran preocupación para algunas mujeres es que el ayuno queme músculo. Algunos detractores del ayuno afirman (sin ninguna prueba) que se pierde alrededor de 115 gramos de músculo por cada día de ayuno. Teniendo en cuenta que ayuno al menos dos días a la semana y que lo he hecho durante años, si eso fuera cierto no debería tener suficiente músculo para escribir estas palabras. Es curioso que esto no haya pasado. Si nos fijamos de nuevo en esos ensayos controlados aleatorios, el grupo que seguía una dieta restringida en calorías perdió cantidades estadísticamente significativas de masa magra, pero el grupo que ayunaba de forma intermitente no. Creo que el grupo que ayunó probablemente perdió *menos* músculo magro porque el ayuno hizo que sus cuerpos bombearan HGH y noradrenalina. El grupo que ayunó aumentó la masa magra en un 2,2%, mientras que el grupo que siguió una dieta restringida en calorías solo añadió un 0,5%. En otras palabras, el ayuno es cuatro veces mejor para conservar la masa magra.[2]

Mito n.º 4: el ayuno intermitente ralentiza el metabolismo

Mucha gente cree que el ayuno intermitente ralentiza nuestro metabolismo. Esta idea se asemeja a la del mito n.º 1 (que estaremos cansadas y seremos improductivas), pero este mito se centra en la forma en que las mujeres creen que el ayuno inhibirá procesos corporales específicos que les impedirán perder peso a largo plazo.

El ayuno activa nuestro sistema nervioso simpático, nuestra respuesta de lucha o huida, que produce noradrenalina. Esta hormona no solo nos ayuda a quemar grasa corporal y a sentirnos con energía cuando ayunamos, sino que también preserva nuestra tasa metabólica en reposo (TMR). Entraremos en estos mecanismos con más detalle en el capítulo dos, pero la TMR es la energía que gastamos para la respiración, la visión, la función cardiovascular y los demás sistemas subconscientes básicos que nos mantienen vivos, tanto si dormimos como si estamos despiertos.

Cuando ayunamos, la TMR gasta más energía, incluso cuando nos relajamos. Sin embargo, no experimentamos más fatiga, porque nuestro cuerpo utiliza la grasa almacenada para generar energía y vitalidad. Un estudio de 2016 muestra una reducción clínicamente significativa de la TMR en quienes siguen una dieta restringida en calorías, pero ninguna reducción en el grupo de AI.[3] En otras palabras, quienes ayunan de forma intermitente utilizan sus fuentes de grasa almacenada como combustible, que es justo lo que la naturaleza ha dispuesto. El ayuno limpia y utiliza los «depósitos de carburante» sobrantes, manteniendo nuestra TMR, proporcionándonos más energía y mejorando nuestra salud.

Mito nº 5: el ayuno intermitente hace que comas más y de forma menos saludable

El ayuno quema activamente la grasa almacenada para proporcionar a tu cuerpo todas las calorías y la energía que necesita para funcionar de forma óptima; por tanto, se disminuye el apetito. Además, el ayuno reduce tu principal hormona del hambre, la grelina, y aumenta tu principal hormona de la saciedad, la leptina. La mayoría de las personas que ayunan se sorprenden del poco apetito que tienen. Su cuerpo se alimenta de tanta grasa propia que físicamente no pueden comer mucho, ni siquiera cuando rompen el ayuno. ¿Ayunar es una experiencia diferente para las mujeres y para los hombres? Sí, como veremos en el capítulo ocho. ¿Difieren nuestros resultados finales? En realidad, no. Las mujeres solo toman caminos ligeramente distintos para llegar al mismo punto.

Cuando terminé mi primer ayuno de tres días (setenta y dos horas), estaba tan ansiosa por comer que me preparé un increíble desayuno salteado. Pero solo pude comer una cuarta parte de lo que había preparado, ¡porque me sentía llenísima! Tanta grasa corporal estaba alimentando mi sistema que desapareció la necesidad urgente de comer sin parar. Como mi cuerpo me estaba ayudando a alcanzar un peso óptimo y saludable, podía relajarme en torno a la comida, disfrutar de las comidas y no comer en exceso. Y vemos resultados similares con los pacientes: optan por comidas razonables y sanas cuando vuelven a comer.

La comida rápida puede provocar cansancio en quienes ayunan. Si, después de ayunar, comes alimentos que te llenan, pero carecen de valor nutritivo –lo que llamamos *carbobasura*–, lo notas enseguida porque tu sistema está muy limpio y es muy eficiente. Para que te hagas una idea, es como si el parabrisas de tu coche estuviera sucio. En ese caso no notarías si cae algo de suciedad sobre él. Pero si lo lavas y le cae una mota de suciedad o excrementos de pájaro, lo notarás inmediatamente. Así es como en nuestro blog respondimos a una pregunta sobre comer en exceso.

> ¿El ayuno lleva a comer posteriormente en exceso? Esta pregunta se contestó en un estudio publicado en 2002.[4] Veinticuatro sujetos sanos se sometieron a un ayuno de treinta y seis horas y luego se midió la ingesta calórica. Al inicio del estudio, los sujetos comían 2.436 calorías al día. Tras un ayuno de treinta y seis horas, se produjo un aumento de la ingesta calórica a 2.914 calorías. Por tanto, hubo un cierto grado de sobreingesta: casi un veinte por ciento. Sin embargo, a lo largo del periodo de dos días, seguía existiendo un déficit neto de 1.958 calorías. La cantidad «de más» ingerida no compensó ni de lejos el periodo de ayuno. El estudio concluyó que un ayuno de treinta y seis horas «no indujo un estímulo poderoso e incondicionado para compensar al día siguiente».
>
> En resumen: *no*, el ayuno no conduce a comer en exceso. No, el hambre *no* te desbordará.
>
> –Doctor Jason Fung

Mito n.º 6: el ayuno intermitente conduce a atracones o trastornos alimentarios

Una preocupación frecuente que escucho de mis clientes es que el ayuno les hará comer de forma desordenada. En realidad, como no tienen que contar calorías ni medir los alimentos cuando ayunan, creo que su actitud hacia la comida se vuelve más relajada y saludable. Cuando comen, disfrutan de la comida y cuando ayunan, disfrutan de lo bien que se sienten mental y físicamente en general. Esa es también mi propia experiencia.

Cuando tenía catorce años, me hospitalizaron por anorexia. En aquella época, sentía que mi madre me controlaba hasta la forma de atarme los cordones de los zapatos y de cepillarme los dientes, y mi imagen corporal se convirtió en una obsesión. Quería adelgazar un poco y me di cuenta de que lo único que mi madre no podía controlar era mi alimentación. Todo empezó como una rebelión contra ella, pero mi relación con la comida se convirtió en un trastorno alimentario en toda regla. Curiosamente, cuando años más tarde conocí el ayuno, me convertí en una adicta a la comida. Supe que podía controlar mi respuesta hormonal y mi salud; aprendí a cocinar mejor (¡incendiando dos cocinas en el proceso!) y pasé de temerle a la comida a llevarme bien con ella. Antes seguía una dieta muy estricta porque me preocupaba ganar peso o empeorar mi enfermedad metabólica. Ahora dispongo de un conjunto de herramientas que me ayudan a controlar mi salud, como una variedad de alimentos más amplia que nunca y puedo ayunar y comer y disfrutar de ambas cosas. Esta es la relación con la comida que deseo también para ti.

Los **mitos** que he tratado aquí preocupan a muchas mujeres cuando se plantean el ayuno intermitente por primera vez, pero te los he rebatido uno por uno, y espero que no te quepa la menor duda de que juntas daremos con el método de AI que más le conviene a tu organismo. Todos tenemos obstáculos que debemos respetar, lo que significa que cada uno debe encontrar su propio camino hacia la salud. El ayuno es esa solución.

La historia de Ava

Ava tenía treinta y un años y tener un hijo era lo que más quería en el mundo. Ella y su marido llevaban dieciocho meses buscando el embarazo. Aunque el médico le advirtió que debía perder peso, no le servía ninguna de las dietas que probaba. No podían permitirse un tratamiento de fertilidad, así que Ava decidió probar el ayuno. Cuando vino a verme por primera vez, estaba muy nerviosa. Tenía miedo de no obtener suficientes nutrientes, de que su metabolismo empeorara y eso provocara un aumento de peso y una alteración de sus ciclos menstruales. Padecía el síndrome de ovario poliquístico y, después de hablar sobre cómo podría ayudarla el ayuno intermitente, se mostró dispuesta a intentarlo.

Pronto se dio cuenta de que los días de ayuno tenía más energía que los de comida. Empezó a perder grasa, cosa que no había conseguido haciendo dieta. Sin embargo, su menstruación, que solía ser irregular debido al síndrome de ovario poliquístico, se volvió todavía más irregular. Durante los dos primeros meses temió que esto perjudicara a su fertilidad. Le expliqué que algunas mujeres pueden tardar de tres a cuatro meses en regular sus hormonas, sobre todo si tienen varios problemas de salud.

En cuatro meses, los ciclos menstruales de Ava se regularon y pasaron a ser cada veintiocho días, mientras que los síntomas del síndrome premenstrual empezaron a desaparecer. Además, sus antojos de comida poco saludable y sus sentimientos de inseguridad comenzaron a esfumarse. Estos resultados la convencieron para seguir con el AI. Siguió teniendo días de ayuno y días en los que comía sano, perdió peso y se sintió cada vez mejor. Al cabo de nueve meses, Ava y su marido concibieron de forma natural. Lo mejor de todo es que, gracias al ayuno intermitente, la salud general y el peso de Ava mejoraron.

Casos como el de Ava te ayudarán a entender cómo el ayuno puede tener un efecto positivo en ti y en tu propio camino hacia el bienestar. Una cosa que tienen en común muchos de mis clientes es que, antes de acudir a mí, han probado varias dietas, y ninguna de ellas ha conseguido reducir su sobrepeso, solucionar su diabetes tipo 2 o mejorar su fertilidad. Lo más probable es que a ti tampoco te hayan funcionado esas dietas. En el siguiente capítulo entenderás por qué.

Conclusiones del capítulo uno

- Existen diversas formas de utilizar el ayuno intermitente o la alimentación restringida en el tiempo, y tienes que encontrar el protocolo que mejor se adapte a tu vida y a tu cuerpo.
- El ayuno intermitente te ofrece numerosos beneficios, entre ellos la reversión de enfermedades, una mejoría de la salud, una mejor regulación hormonal, un mejor control del peso y un mayor control personal de tu cuerpo, tu horario y tu salud.
- Los mitos en torno al ayuno intermitente están muy extendidos, pero no se sostienen en la práctica clínica.

- El ayuno es un estado fisiológico que activa el sistema nervioso simpático del cuerpo (sistema de lucha o huida). Cuando se activa, este sistema desencadena hormonas que conducen a un incremento general de nuestro bienestar.

2

Confusión calórica

Por qué falla la orientación dietética convencional

• • • • •

«Una vez que comprendemos que la obesidad es un desequilibrio hormonal, podemos empezar a tratarla. Si estamos convencidos de que la causa de la obesidad es el exceso de calorías, el tratamiento consistirá en reducir las calorías. Sin embargo, este método ha sido un completo fracaso. En cambio, si la causa de la obesidad es el exceso de insulina, entonces está claro que tenemos que reducir los niveles de insulina».

Doctor Jason Fung

Muchas mujeres acuden a mí desesperadas. Llevan años intentando seguir los consejos dietéticos convencionales, pero no consiguen mantener el peso. A menudo, pierden algunos kilos con la dieta al principio, pero luego vuelven a recuperarlos, y muchas veces acababan pesando más que antes. Las mujeres que siguen dietas convencionales pierden, de media, el diez por ciento de su peso inicial. Parece una cifra aceptable, aunque no extraordinaria, pero si observas esa pequeña reducción a lo largo de un periodo de tiempo más prolongado, verás que la mayoría de ellas recuperan –entre dos y cinco años después de terminar la dieta– prácticamente todo el peso, excepto un kilo.[1]

En este capítulo analizaremos por qué las dietas convencionales fallan a largo plazo. Volveremos a lo básico para descubrir los falsos supuestos en los que se basan la mayoría de los consejos dietéticos y dedicaremos algún tiempo a analizar cómo funciona realmente el organismo. Pero, antes de hacerlo, empecemos con una palabra que oímos todo el tiempo y que tiene mucho que ver con la confusión: *caloría*.

¿Qué es en realidad una caloría?

Vemos la palabra *caloría* en todos nuestros envases nutricionales, y muchos la asociamos con grasa o aumento de peso. Sin embargo, una caloría no es más que una medida de energía, en concreto una caloría es una unidad de energía. Necesitamos energía (medida en calorías) para alimentar todos los sistemas de nuestro organismo, como las funciones reproductora, respiratoria y cardiovascular.

La razón por la que vemos calorías en los envases nutricionales es que obtenemos la energía (combustible) de los alimentos y las bebidas. Esas cifras de los envases nos indican cuánta energía hay en una ración concreta de ese alimento o bebida. El proceso por el que nuestro cuerpo convierte en energía lo que comemos y bebemos se llama *metabolismo*. Durante este complejo proceso, las calorías de nuestros alimentos y bebidas se combinan con el oxígeno para liberar la energía que nuestro organismo necesita para funcionar. Hay mucha información errónea sobre las calorías, por lo que es importante recordar que las calorías son energía. Y nuestro cuerpo necesita energía.

Los consejos dietéticos convencionales hablan de «calorías que se ingieren» y «calorías que se queman». En el resto de este capítulo utilizo la expresión *calorías ingeridas* para referirme a las calorías que ingerimos en alimentos y bebidas. *Calorías gastadas* se refiere al uso que hacemos de las calorías: «quemamos» calorías como combustible imprescindible para movernos (por ejemplo, durante el ejercicio) y también como combustible para todos los sistemas y funciones de nuestro cuerpo (como las asociadas a nuestra tasa metabólica en reposo).

Muchos hemos oído que una mujer adulta necesita ingerir entre 1.600 y 2.400 calorías al día para que su cuerpo funcione de forma óptima, y que para perder peso tenemos que reducir el número de calorías que ingerimos. Algunas dietas abogan por una ingesta muy baja de calorías, como el modelo de 1.500 calorías al día (la dieta de semiinanición del doctor Ancel Keys). La noción en la que se basan es que, si reducimos nuestra ingesta de calorías, podemos perder peso fácilmente. Sin embargo, esta idea no se basa en hechos ni en investigaciones concretas.

Aun así, muchos estamos convencidos de que si reducimos las calorías que ingerimos o aumentamos las que quemamos, perderemos peso. Creemos que tenemos que comer menos (reducir las calorías ingeridas) y movernos más (aumentar las calorías que gastamos); si hacemos más ejercicio, gastaremos más calorías y perderemos más peso.

Por qué no funciona el modelo de reducción de calorías

Todas las dietas actuales para perder peso se basan en el mismo principio: el número de calorías que ingerimos debe ser inferior al número de calorías que gastamos. Cada tendencia dietética viene empaquetada de forma diferente: algunas son dietas de sopas, batidos y zumos; otras te piden que sigas un plan de comidas o que lleves un registro de puntos. Sin embargo, el principio subyacente es la misma ecuación calórica. Podemos probar este plan de comidas o aquella dieta de zumos, pero los resultados son siempre los mismos. Perdemos algo de peso y luego lo recuperamos todo. Seguimos una nueva dieta y obtenemos los mismos resultados. Probamos otra dieta y no hay ningún cambio. Dicen que la definición de locura es hacer lo mismo una y otra vez y esperar resultados diferentes. Eso es lo que son las dietas de adelgazamiento convencionales: una auténtica locura.

En los círculos científicos, este enfoque se conoce como *estrategia primaria de reducción calórica* o simplemente *modelo de reducción calórica*. Y la reducción calórica se realiza de dos maneras: disminuyendo las calorías que ingerimos en alimentos y bebidas o aumentando las calorías que quemamos moviéndonos. Aunque cada dieta puede tener su conjunto particular de reglas, en el fondo todas están estructuradas así:

Calorías ingeridas < Calorías gastadas

O quizá lo hayas oído o visto de la siguiente manera:

Come menos, muévete más

Una hamburguesa es una hamburguesa, da igual que la comas en McDonald's, Burger King o Wendy's. Del mismo modo, no importa si tu dieta aconseja batidos, sopas, pescado u otras opciones diversas, en el fondo todas tienen el mismo principio. Todas las dietas de adelgazamiento que has probado se basan en la filosofía de calorías ingeridas < calorías gastadas, y este principio *no funciona*.

Se fundamenta en varias suposiciones que existen desde hace mucho tiempo, todas ellas falsas.

Las tres suposiciones erróneas que oigo con más frecuencia son:

1. Las calorías ingeridas y las calorías gastadas son independientes.
2. Tenemos un control consciente de las calorías ingeridas.
3. Tenemos un control consciente de las calorías gastadas.

Analizaremos cada una de estas falsas suposiciones, y luego empezaremos a hacernos algunas preguntas: este es el enfoque que adopto con mis clientas en persona, ¡y es transformador, porque se dan cuenta de que ellas no están haciendo nada mal! Sé que muchas mujeres creen que han fracasado y se sienten muy frustradas por su propio cuerpo, porque no pierden peso da igual la dieta que sigan. Lo que quiero que saques en claro de este capítulo es que el fallo está en *la propia orientación* dietética convencional, no en ti ni en ninguna de las mujeres a las que les ha resultado imposible controlar su peso.

El cuerpo tiende a la homeostasis

La primera suposición falsa es que las calorías que se ingieren y las que se queman son independientes. Para comprender el aumento y la pérdida de peso, tenemos que entender lo que ocurre *entre* las calorías que se ingieren y las que se gastan. Están vinculadas hormonalmente y a través de complejos sistemas corporales. El cuerpo determina lo que utiliza (calorías que ingiere) y lo que no (calorías que quema), y la idea de que tenemos un control consciente sobre este equilibrio genera mucha confusión a las mujeres cuando intentan perder peso. (De hecho, el segundo y el tercer supuesto falso que oigo con más frecuencia son ambos consecuencia del primer supuesto falso).

La verdad es que, como nuestro cuerpo tiende al equilibrio en todos los sistemas, las calorías ingeridas y las calorías gastadas *no* son independientes. Esta tendencia al equilibrio se denomina *homeostasis*. Cuando ingresan menos calorías en el cuerpo, este reduce su ritmo, de modo que utiliza menos calorías. La falsa suposición de que las calorías que se ingieren son independientes de las que se gastan ignora la importancia de la homeostasis y la tendencia del organismo al equilibrio. Profundicemos en esta idea. En los consejos convencionales sobre dietas, la ecuación del equilibrio energético suele expresarse como Grasa corporal = Calorías ingeridas – Calorías gastadas. Esta ecuación casi siempre *se interpreta erróneamente* en el sentido de que, si simplemente comemos menos calorías o hacemos más ejercicio, perderemos grasa corporal. Y este pensamiento ha guiado los consejos dietéticos de los últimos cincuenta años. Nos han dicho que restrinjamos las calorías a base de comer menos grasa dietética: alimentos como la mantequilla, el queso, los frutos secos, los huevos y la carne, que son densos en calorías. También nos han dicho que reduzcamos el número de calorías que ingerimos controlando el tamaño de nuestras raciones: poniendo menos en el plato o comiendo pequeñas cantidades muchas veces al día, en lugar de comidas más copiosas. Pero recuerda que hay *tres* variables que debemos tener en cuenta: grasa corporal, calorías ingeridas y calorías gastadas. Nos han inculcado que nuestro cuerpo necesita siempre el mismo número de calorías para seguir funcionando con normalidad. Según esa forma de pensar, si cambias una variable, digamos, las calorías ingeridas, entonces la grasa corporal o las calorías gastadas pueden cambiar para mantener estable la ecuación. Esta idea supone que la grasa corporal es simplemente un receptáculo no regulado para el exceso de calorías. Pero no lo es. Y esto se debe a nuestra tasa metabólica en reposo (TMR).

La TMR es el número de calorías que quema el cuerpo mientras realiza las funciones que necesita para mantenerse con vida. La TMR también suele denominarse tasa metabólica basal (TMB). Piensa que esta tasa es el número de calorías que necesitaría tu cuerpo si te quedaras en la cama todo el día. Incluso para pasar un día en el que no nos movemos en absoluto, las calorías son un combustible esencial para las funciones corporales básicas. Estas funciones básicas –como mantener el corazón bombeando, el cerebro pensando, los pulmones respirando y el hígado desintoxicando– queman calorías a un ritmo determinado. Ese ritmo varía de una persona a otra, y la TMR también cambia a lo largo de la vida.

La conclusión es que el cuerpo puede ajustar su tasa metabólica en reposo. Esto significa que cuando ingieres menos calorías, tu cuerpo ralentiza su TMR: quema menos calorías. Como resultado, a largo plazo, no pierdes peso. Más adelante profundizaremos en cómo regula el orgamismo la TMR, sobre todo en los últimos capítulos sobre las hormonas, pero por ahora es importante comprender que todos los sistemas del cuerpo humano están estrechamente regulados. Somos animales muy complejos con muchos sistemas orgánicos interdependientes, y esta regulación estricta es esencial para nuestra supervivencia. Esta regulación se aplica a cada parte de la fisiología humana. Y lo que significa es que la grasa corporal no es un vertedero de calorías sobrantes, sino parte de un sistema complejo, equilibrado por nuestras hormonas y nuestra TMR.

Las hormonas regulan la forma en que el cuerpo almacena energía

La segunda suposición falsa es que tenemos un control consciente de las calorías ingeridas. El modelo de reducción calórica supone que existe una relación causal entre comer demasiado y la obesidad. Es decir, ingerir demasiadas calorías causa obesidad y, por tanto, la solución es comer menos (menos calorías). El mundo de las dietas tiene muchas opciones para comer menos: eliminar el azúcar, la comida rápida, los alimentos procesados, etc. Todas estas dietas dan por hecho que comer demasiado es la causa principal de la obesidad. Siguiendo esta lógica errónea, podríamos preguntarnos: «¿Por qué alguien come demasiadas calorías?». La respuesta sería: «Es una elección personal».

Podemos probar la hipótesis de que tenemos un control consciente de las calorías ingeridas ajustando la cantidad de calorías que gastamos. ¿Qué ocurre cuando se restringen las calorías? El punto de vista convencional predice que ingerir menos calorías no influye en el número de las calorías que gastas ni en tu tasa metabólica en reposo. Que si comes menos, pierdes peso. Todos hemos oído este tipo de consejo: come 500 calorías menos al día y perderás casi medio kilo de grasa corporal a la semana. Pero como sabemos, a menudo por experiencia personal, eso no es lo que ocurre. Y un estudio tras otro, como veremos enseguida, lo confirman.

Imagina por un momento que las calorías son dinero que gastas en un presupuesto de energía para el cuerpo. Supongamos que los ingresos de tu hogar se reducen un treinta por ciento. A corto plazo, puede que gastes más de la cuenta porque no estás acostumbrado al recorte de tu presupuesto. Es posible que te endeudes un poco. No obstante, al cabo de uno o dos meses, empezarás a recortar tus gastos. Quizá te suscribas a Netflix en lugar de ir al cine o utilices el transporte público en lugar del coche. Con el tiempo, dejarás de gastar más de la cuenta y te adaptarás a tu nuevo presupuesto.

Eso es lo que ocurre en las dietas de restricción calórica. A corto plazo, sigues gastando más de la cuenta y por eso pierdes algo de peso. Pero a largo plazo, tu cuerpo recorta gastos y empieza a utilizar menos energía. El organismo aprende a acomodarse:

recorta costes de tu función cognitiva, de tu sistema reproductor y de otros sistemas corporales. A consecuencia de esto, te sientes fatal porque tienes niebla cerebral y hambre todo el tiempo. La mayoría de la gente no puede aguantar este modelo insostenible y vuelve a su antigua forma de comer. Al haber reducido el consumo de energía de forma generalizada, ahora se encuentran con el mayor problema de la restricción calórica: cuando vuelven a comer como lo hacían *antes* de la dieta de restricción calórica, empiezan a ganar peso.

Las dietas de restricción calórica reducen nuestra tasa metabólica; el cuerpo ya no puede utilizar su ingesta calórica habitual *debido* a la dieta. De manera que el ciclo de una ligera pérdida de peso y un aumento de peso general continúa. Y entonces es cuando pruebas una nueva dieta con un nombre diferente. Sin embargo, la dieta de la sopa o del batido o de contar puntos es el mismo régimen con un envoltorio diferente. Y ninguna funciona. El modelo de reducción calórica ignora el hecho de que, como veremos en el capítulo tres, los depósitos de grasa están regulados *hormonalmente*. Es decir, ninguna de estas dietas de restricción calórica aborda la causa fundamental de la obesidad, que está relacionada con las hormonas y recibe el nombre de *resistencia a la insulina*.

Las hormonas regulan la forma en que el cuerpo utiliza la energía

La tercera suposición falsa es que podemos controlar conscientemente las calorías que gastamos. Del mismo modo en que el modelo de reducción calórica supone una relación causal entre comer en exceso y la obesidad, también supone una relación causal entre la obesidad y hacer poco ejercicio. Es decir, no quemar suficientes calorías causa obesidad y, por tanto, la solución es moverse más. En el mundo del *fitness* encontramos numerosas opciones para hacer más ejercicio, como el entrenamiento en intervalos de alta intensidad (HIIT), la remodelación corporal, etc., pero ninguno de estos métodos para incrementar el gasto de calorías aborda la causa fundamental de la obesidad. Si has llegado a creer que eres perezosa o que te falta voluntad porque no consigues adelgazar con el ejercicio, no eres la única. Pero lo fundamental para perder peso no es el ejercicio.

Las hormonas regulan la forma en que nuestro cuerpo utiliza la energía, y puedes hacer todo el ejercicio que quieras sin que tu peso cambie lo más mínimo (una situación que a muchas os resultará familiar) porque el número de calorías que «se gastan» no es lo que determina el control de tu peso.

Pruebas de la vida real que demuestran que el modelo de reducción calórica no funciona

The Biggest Loser es un *reality* estadounidense de larga duración que enfrenta a concursantes obesos en un intento de perder la mayor cantidad de peso. Actualmente, la dieta de *The Biggest Loser* está clasificada como la vigésima más popular en Estados Unidos, y me gustaría analizar el impacto que ha tenido en nuestra comprensión cultural colectiva de la comida y la pérdida de peso. El régimen de adelgazamiento consiste en una dieta restringida en calorías calculada en aproximadamente el setenta por ciento de las necesidades energéticas de los concursantes, normalmente entre 1.200 y 1.500 calorías al día, más un régimen de ejercicio intensivo que suele superar con creces las dos horas diarias. Como este enfoque clásico de comer menos y moverse más está avalado por todas las autoridades nutricionales, la dieta de *The Biggest Loser* obtuvo el tercer puesto en la clasificación de 2015 de *USA Today* de las mejores dietas de adelgazamiento. El peso medio perdido por concursante en esa temporada fue de cincuenta y siete kilos en seis meses, lo que demuestra que este método funciona de maravilla a *corto plazo*. La cuestión es: ¿funciona a largo plazo? Suzanne Mendonca, participante de la segunda temporada, lo expresó mejor que nadie cuando explicó que nunca hay un programa de reencuentro de concursantes porque «todos hemos vuelto a engordar».[2]

En la dieta de *Biggest Loser*, la tasa metabólica en reposo cae como un piano desde un edificio de veinte pisos. Durante seis meses en 2015, la TMR de los concursantes descendió una media de 789 calorías. En otras palabras, quemaron 789 calorías menos al día, todos los días. Cuando el metabolismo baja, la pérdida de peso se estanca. El cuerpo desactiva sus funciones básicas para adaptarse a la menor ingesta calórica. Una vez que el gasto es inferior a la ingesta, se recupera el peso. Y esto es lo que les ocurre a los concursantes cuando las cámaras dejan de grabar y el programa ha terminado. Adiós al reencuentro. La tasa metabólica ya no se recupera, aunque hayan pasado seis años. Este resultado es totalmente previsible. Todo el mundo recupera peso a pesar de seguir una dieta restringida en calorías, aunque sus amigos y familiares los acusen en silencio de hacer trampas en su dieta. La ralentización metabólica está científicamente demostrada desde hace más de cincuenta años. Comer menos y moverse más funciona solamente a corto plazo, antes de que el metabolismo en reposo reaccione desacelerándose. La restricción calórica diaria fracasa porque te pone en ralentización metabólica, o modo de inanición. De esto no cabe duda. Lo que tienes que saber es lo siguiente: el secreto para perder peso a largo plazo es *mantener tu metabolismo en reposo*. Lo que voy a compartir contigo sobre el ayuno te ayudará a mantener tu TMR estable, pero primero veamos lo que nos dice la ciencia sobre por qué no funcionan las dietas convencionales.

Pruebas científicas que demuestran que el modelo de reducción calórica no funciona

En la década de 1950, el famoso experimento de inanición de Minnesota del doctor Ancel Keys sometió a unos voluntarios a una dieta de «semiinanición» de 1.500 calorías al día, lo que suponía un treinta por ciento menos de las calorías que ingerían en su dieta anterior.[3] En respuesta, su tasa metabólica en reposo descendió aproximadamente un treinta por ciento. Sentían frío, cansancio y hambre, y en cuanto reanudaron su dieta habitual, recuperaron todo su peso. Desde entonces, muchos otros investigadores han llevado a cabo ensayos controlados aleatorios para probar diversas teorías sobre la pérdida de peso.

Estudio de la Women's Health Initiative ('iniciativa para la salud de la mujer')

Publicado en 2006, el ensayo de modificación de la dieta de la WHI fue un estudio costoso y ambicioso de los National Institutes of Health ('institutos nacionales de salud') que siguió a cerca de cincuenta mil mujeres posmenopáusicas de Estados Unidos durante una media de siete años y medio, con fechas de inicio entre 1993 y 1998.[4] Se eligieron mujeres posmenopáusicas porque la menstruación introduce demasiada variabilidad; el SOP o las variables de las hormonas sexuales interfieren en los resultados, por lo que este tipo de investigación se realiza a menudo, si no exclusivamente, con mujeres posmenopáusicas. Los resultados siguen siendo útiles para todas las mujeres, ya que muestran el impacto de las calorías ingeridas y las calorías gastadas en el peso y la salud metabólica.

Las mujeres de este estudio siguieron su dieta habitual (grupo de control) o una dieta hipocalórica y baja en grasas, de acuerdo con las directrices aprobadas y aceptadas por prácticamente todos los profesionales médicos (grupo de estudio). El grupo de estudio comía menos y hacía más ejercicio. Asimismo, contaba con sesiones educativas, actividades grupales, entrevistas y comentarios personalizados para reducir la grasa de la dieta al veinte por ciento de las calorías diarias, aumentar las verduras y la fruta a cinco raciones al día e incrementar los cereales a seis raciones al día. El grupo de control, en cambio, recibió un ejemplar de las *Dietary Guidelines for Americans* [Guías alimentarias para los estadounidenses], un folleto que proporciona información general sobre la alimentación sana y consideraciones especiales para distintas poblaciones.

De acuerdo con las recomendaciones nutricionales de la época, la ingesta calórica total del grupo de estudio se redujo de 1.788 a 1.446 calorías al día, una reducción de 361,4 calorías al día durante más de siete años. La grasa como porcentaje de las calorías se redujo del 38,8% al inicio del estudio al 29,8% en los últimos años.

Los hidratos de carbono aumentaron del 44,5 al 52,7%, ya que se fomentó el consumo de cereales integrales. En teoría, este grupo debería haber perdido más de diez kilos al año. ¿En la realidad? Después de siete años y medio, este grupo pesaba alrededor de 400 gramos menos que su peso inicial.

Aunque todavía no hemos analizado la grasa corporal comparada con el peso corporal, en capítulos posteriores verás lo importante que es tener en cuenta esta grasa comparada con el peso del cuerpo. El peso corporal es la combinación de grasa, músculo, hueso, masa de agua y otros elementos. Si tienes mucha grasa corporal, puedes pesar cuarenta y cuatro kilos y seguir siendo obesa mórbida.

Pero volvamos a este estudio. A pesar de tener un peso ligeramente inferior en general, las mujeres que seguían esta dieta consistente en comer menos y moverse más ensanchaban por la cintura, lo que sugiere que tenían más de esa peligrosa grasa que se acumula alrededor de la sección media del cuerpo. Esta grasa visceral está relacionada con varios problemas de salud graves que afectan a las mujeres, como las enfermedades cardiovasculares.

El segundo pilar de este estudio de la Women's Health Initiative fue el aumento del ejercicio. Las mujeres del grupo de estudio incrementaron su actividad física diaria de 10 a 11,4 MET semanales. Un MET es un equivalente metabólico, que mide la actividad física o la tasa de energía gastada a lo largo del tiempo. Las mujeres del grupo de estudio aumentaron su nivel de actividad física en un catorce por ciento durante esos siete años y medio mientras seguían la dieta baja en grasas y restringida en calorías.

Al inicio del estudio, el peso medio era de 76,8 kilos, con un índice de masa corporal (IMC) medio de 29,1. Este índice, que mide la grasa corporal en función de la estatura y el peso, se utiliza para clasificar a las personas en peso bajo, peso normal, sobrepeso u obesidad. Así pues, 29,1 situaba a las mujeres en la categoría de sobrepeso, rozando la obesidad. ¿Qué ocurrió a lo largo de los siete años?

El grupo «come menos, muévete más» empezó bien, con una media de más de dos kilos de pérdida de peso durante el primer año. Al segundo año, comenzó a recuperar peso y, al final del estudio, no había diferencias significativas entre los dos grupos. La pérdida de peso a lo largo de siete años y medio no fue, de media, ni de un solo kilo. Una posible explicación es que las mujeres perdieron grasa y ganaron músculo, por lo que su peso se mantuvo estable. De ser así, tendrían una relación cintura-cadera (RCC) más baja, ya que la grasa corporal se suele acumular alrededor de la cintura. Desgraciadamente, el tamaño medio de la cintura aumentó de 89 a 90,1 centímetros, y el cociente cintura/cadera medio se elevó de 0,82 a 0,83 centímetros. Estas mujeres no solo no adelgazaron, sino que estaban más gruesas que antes.

Muchas dicen: «No lo entiendo. Como menos y hago más ejercicio, pero no consigo perder peso». Lo sé. Las creo. Porque se ha demostrado que esta medida no sirve de nada.

En otro estudio se examinó con más detalle la parte del ejercicio propuesto por la Women's Health Initiative. Los investigadores siguieron a 39.876 mujeres de 1992 a 2004, divididas en tres grupos que representaban niveles altos, medios y bajos de ejercicio semanal.[5]

El grupo que hacía menos ejercicio (<7,5 horas MET semanales) realizaba menos de unos ciento cincuenta minutos semanales, una media de veinte minutos al día. El grupo que hacía más ejercicio (>21 MET horas semanales) hacía más de una hora al día. Al inicio del estudio, las mujeres que hacían más ejercicio eran las más ligeras y las que hacían menos, las más pesadas. Hasta aquí, todo bien. Pero ¿qué ocurrió durante los diez años siguientes? Cabría esperar que las que continuaron haciendo ejercicio siguieran aumentando sus beneficios en la pérdida de peso. Sorprendentemente, no fue eso lo que demostró la investigación.

Si haces ejercicio durante una hora todos los días, al cabo de tres años podrías llegar a pesar unos 100 gramos más. Eso es más que si no hicieras nada. Como explicó Eric Ravussin, investigador de diabetes y metabolismo de la Universidad Estatal de Luisiana, en la revista *Time*: «En general, para perder peso, el ejercicio es bastante inútil».[6]

Los decepcionantes resultados que vemos en el estudio WHI se confirman en prácticamente todos los demás estudios de ensayos controlados aleatorios que se han hecho desde entonces.

El Diabetes Prevention Program

El Diabetes Prevention Program ('programa de prevención de la diabetes' DPP) fue un ensayo que se llevó a cabo entre 1996 y 2001. El programa clasificó aleatoriamente a sus participantes en tres grupos: uno que seguía una dieta baja en calorías y grasas y hacía ciento cincuenta minutos de ejercicio a la semana, otro que tomaba 850 miligramos de metformina (un medicamento para la diabetes) dos veces al día, y un grupo de control (placebo). El estudio de resultados del DPP ha continuado el seguimiento de la mayoría de los participantes originales desde 2002. ¿Funcionó la estrategia de comer menos en el grupo de cambio de estilo de vida? No mucho. Al cabo de diez años, no había prácticamente ninguna diferencia de peso entre las personas que seguían su dieta habitual y el grupo que restringió deliberadamente sus calorías.[7] Los Institutos Nacionales de la Salud patrocinaron un esfuerzo aún más ambicioso en 2001. El ensayo controlado aleatorio Look AHEAD ('acción para la salud en la diabetes') estudió a 5.145 hombres y mujeres con sobrepeso y diabetes tipo 2, para comprobar si una dieta hipocalórica intensiva podía reducir los infartos de miocardio y los accidentes cerebrovasculares.[8] Los participantes consumirían sus comidas habituales (grupo de apoyo y educación) o una dieta reducida a entre 1.200 y 1.800 calorías diarias (grupo de intervención sobre el estilo de vida), combinada con un aumento del ejercicio. Los participantes que siguieron la dieta restringida en calorías pudieron mantener una pérdida de peso de más de tres kilos al cabo de diez años, en comparación con los que seguían su dieta habitual.

Este resultado parece bastante bueno, pero no es del todo cierto si se examina un poco más detalladamente. Si los pacientes del grupo de intervención no perdían suficiente peso, el protocolo preveía que su dieta se restringiera a tan solo 1.000 calorías al día.

Si esa restricción dietética no mantenía su pérdida de peso, se les podían administrar fármacos adelgazantes. En otras palabras, estos resultados no son una comparación justa de ninguna intervención frente a los efectos de una dieta hipocalórica.

El objetivo principal del estudio era demostrar que la pérdida de peso podía reducir los infartos de miocardio y los accidentes cerebrovasculares. Sin embargo, el ensayo se abandonó tras 9,6 años de seguimiento por inutilidad médica. Es decir, no había prácticamente ninguna posibilidad de que esta intervención tuviera éxito, por lo que los investigadores decidieron que no tenía sentido perder más tiempo y dinero en ella.

El estudio HEALTHY

En 2010, el Grupo de Estudio HEALTHY publicó un artículo titulado «A School-Based Intervention for Diabetes Risk Reduction» [Una intervención escolar para reducir el riesgo de diabetes] en la prestigiosa revista *New England Journal of Medicine*.[9] Cada vez hay más niños en edad escolar con sobrepeso u obesidad, lo que los expone a un mayor riesgo de diabetes tipo 2. El objetivo del estudio era evaluar los efectos de una intervención multicomponente de tres años de duración llevada a cabo a través de las escuelas. Participaron 4.603 alumnos de sexto a octavo curso de cuarenta y dos escuelas. A la mitad de los alumnos simplemente se los evaluó a intervalos regulares; a la otra mitad (el grupo de intervención) se los animó a:

- reducir el contenido medio de grasa de sus alimentos
- comer al menos dos raciones de fruta y verdura al día
- comer al menos dos raciones de alimentos a base de cereales o legumbres al día

- aumentar el tiempo que dedican a la actividad física (de actividad moderada a actividad intensa)

Aunque en el estudio participaron estudiantes, según mi experiencia clínica, los resultados se aplican a todos: adultos y jóvenes. Y es el mismo consejo que hemos oído una y otra vez. ¿Perdieron más peso los estudiantes utilizando este enfoque? ¿Funcionó? No, el grupo de intervención no vio ningún beneficio apreciable en comparación con el grupo que no hizo nada especial.

Por última vez: las calorías no son las culpables

En resumen, esto es lo que dicen las pruebas científicas sobre la estrategia de comer menos y moverse más para perder peso: las dietas hipocalóricas combinadas con un aumento del ejercicio no producen una pérdida de peso a largo plazo. Si combinas una dieta hipocalórica con fármacos adelgazantes, puedes provocar una pérdida de peso leve (alrededor del tres por ciento del peso corporal). Sin embargo, esta estrategia no hará que estés más sano de ninguna manera apreciable. Así pues, el consejo dietético básico que se ha dado a miles de millones de personas en todo el mundo durante los últimos cincuenta años no produce prácticamente ninguna pérdida de peso a largo plazo y tiene un impacto nulo en la salud. No es de extrañar que tengamos una epidemia de obesidad y diabetes tipo 2 en nuestra cultura. Ten en cuenta las siguientes estadísticas:

- el 52% de los adultos estadounidenses padecen al menos una enfermedad crónica[10]
- el 70% de los estadounidenses tienen sobrepeso o son obesos[11]

- con una dieta media, la gente recupera el 80% del peso perdido en cinco años[12]
- por regla general, una persona probará 126 dietas a lo largo de su vida[13]

Nos han preparado para fracasar. Repito, porque esto contradice todo lo que te han dicho: la razón de que los consejos dietéticos que hemos oído tantas veces no funcionen es que la clave de la pérdida de peso no reside en el recuento de calorías, sino que tiene que ver con nuestras hormonas. No tenemos un control consciente ni de las calorías ingeridas ni de las calorías gastadas, porque nuestro cuerpo intenta alcanzar el equilibrio (homeostasis) de forma natural. Cuando las calorías ingeridas disminuyen, las calorías gastadas también disminuyen para compensar. Y cuando aumentan las calorías ingeridas, también aumentan las calorías gastadas para restablecer el equilibrio. El resultado es que no se pierde peso. ¿Qué regula esta homeostasis en el cuerpo? Las hormonas. Cuanto antes aceptemos que las hormonas son las que controlan nuestro metabolismo y el almacenamiento de alimentos, antes podremos dejar de seguir consejos erróneos. Y así dejaremos también de culparnos por no obtener los resultados que «se supone» que deberíamos obtener.

La historia de Gisele

Gisele tenía cuarenta y tantos años y problemas de peso. Hacía poco que el médico le había recriminado que no adelgazara. Ese día, Gisele se quedó en su despacho contándoselo a su compañera. Y, mientras lo hacía, se comía una galleta tras otra.

–¿No te parece que deberías dejar de engullir galletas? –le espetó su compañera de trabajo.

–Son vegetales –respondió Gisele– y casi no tienen grasa. Es mejor comer esto que no comer nada.

Las galletas que estaba comiendo para tranquilizarse *formaban parte de su dieta* y tenían el número correcto de puntos. Podía comerlas, y comerlas la ayudaba a tranquilizarse después de la desagradable conversación con el médico, que la había hecho sentirse tan inepta. Lo que nunca le habían dicho a Gisele era *por qué* la dieta que seguía no iba a funcionar en la vida y que no tenía la culpa de no conseguir perder peso. La conversación, tal como me la transmitió, la hizo sentirse aún peor que antes y solo sirvió para que quisiera comer todavía más para anestesiar su sensación de fracaso y falta de valía. Me partió el corazón pensar en los años que llevaba sintiéndose culpable e inferior a los demás. Sabía que ella solo estaba haciendo lo que le habían dicho que debía hacer, y entendía por qué esas directrices no servían de nada. Espero que lo que has aprendido en este capítulo te ayude a entender a ti también el porqué.

Ayudé a Gisele a empezar a ayunar tres veces por semana siguiendo un protocolo de cuarenta y dos horas. Entonces dejó de picar y aprendió por qué los alimentos bajos en grasa no la ayudaban. Cambió su manera de enfocar la alimentación y comprendió que las grasas saludables le sentaban bien. En la actualidad, mantiene una pérdida de peso de veintisiete kilos. Se siente sana y muy en forma. Y tiene una estupenda relación con la comida (¡aunque no con la estúpida de su compañera!).

En el próximo capítulo, empezaremos a averiguar qué regula la cantidad de grasa corporal que tenemos y descubriremos la verdadera causa de la obesidad y los problemas de salud metabólica. A continuación, verás en qué se diferencia el ayuno intermitente de cualquier otra dieta que hayas probado.

Conclusiones del capítulo dos

- Todas las dietas que has probado hasta ahora se basan en los mismos principios. Todas son la misma dieta con distintos nombres, igual que el papel higiénico de distintas empresas sigue siendo papel higiénico. Y ninguna de ellas te ayudará a perder peso.
- La orientación dietética comúnmente aceptada se basa en tres supuestos falsos. Suponemos que las calorías que entran en nuestro cuerpo y las que salen son independientes. Y que tenemos un control consciente sobre ambos valores. Por tanto, creemos que podemos controlar nuestra grasa corporal si controlamos nuestras calorías comiendo menos y haciendo más ejercicio. Ninguna de estas creencias es cierta.
- La mayoría de las personas recuperan el peso que pierden con una dieta, no porque hayan fracasado, sino porque la

tasa metabólica en reposo de su cuerpo se ralentiza para compensar la disminución de calorías.

- No está demostrado que hacer más ejercicio sea una estrategia eficaz para perder peso.
- Las dietas de restricción calórica ignoran el principio biológico de la homeostasis, que es la capacidad del organismo para adaptarse a entornos cambiantes. Estas dietas no abordan la causa fundamental de la obesidad.
- No es culpa tuya que ninguna de las dietas que has probado en el pasado haya funcionado. Las pruebas científicas no respaldan el método de reducción de calorías.

3

El papel de la resistencia a la insulina en la obesidad y los trastornos metabólicos

• • • • •

«Uno de los peores engaños en lo referente a perder peso es el concepto del picoteo saludable. El mito de comer múltiples veces al día en pequeñas cantidades ha alcanzado la categoría de leyenda. No somos vacas, para estar comiendo a todas horas. Comer así, poco y con mucha frecuencia, va en contra de prácticamente todas las tradiciones alimentarias. Incluso en la década de 1960, la mayoría de la gente seguía haciendo solo tres comidas diarias. La estimulación constante de la insulina acaba provocando resistencia a esta».

Doctor Jason Fung

La razón por la que el ayuno intermitente nos ayuda a perder y mantener el peso; a revertir la diabetes tipo 2, el síndrome de ovario poliquístico y la enfermedad del hígado graso no alcohólico, y a reducir el colesterol y la tensión arterial es que aborda la causa real de los problemas. Las dietas convencionales se centran en las calorías. Sin embargo, lo que de verdad causa la obesidad y los trastornos metabólicos es la resistencia a la insulina. Y la insulina es una hormona, por lo que la clave para mejorar la salud es equilibrar nuestras hormonas.

Todos los sistemas del organismo están estrechamente regulados por hormonas específicas. Hay varias que son fundamentales para regular el metabolismo, es decir, el proceso por el que el cuerpo convierte la comida y la bebida en combustible. La *grelina*, también conocida como la *hormona del hambre*, provoca la sensación de apetito. Y el *péptido YY3-36* hace que nos sintamos satisfechos y dejemos de comer. Pero la *insulina* es, con mucho, la hormona más importante en lo que se refiere al metabolismo, porque regula el almacenamiento de energía. No podemos decidir mentalmente sentir hambre o saciedad. Ni tampoco si vamos a utilizar la energía como grasa o usarla como combustible. De eso se encarga la insulina. Para ayudar a mis clientes a transformar su relación con la comida, es esencial hacerles comprender en qué consiste la resistencia a la insulina y cuál es su impacto en la salud. En este capítulo te enseño lo que he aprendido con el fin de prepararte para tu viaje de ayuno.

¿Qué es la insulina?

La insulina es una hormona producida naturalmente por el páncreas. Muchos asociamos esta hormona con la diabetes, y esto se debe a que conocemos a alguien con esta enfermedad o nosotros mismos la padecemos. Los enfermos de diabetes tipo 1 toman insulina porque su propio páncreas produce poca o ninguna de forma natural. Sin esa insulina, sus cuerpos no podrían almacenar ni quemar energía, y morirían. Por el contrario, quienes padecen diabetes tipo 2 producen demasiada insulina, y su organismo recibe constantemente el mensaje de almacenar más energía. ¿Por qué ocurre esto?

Cuando comemos, el estómago y los intestinos descomponen los alimentos en los elementos que los forman: grasas alimentarias, proteínas e hidratos de carbono (macronutrientes), así como vitaminas y minerales (micronutrientes). El aparato digestivo trata cada macronutriente de forma diferente. La grasa se descompone en ácidos grasos; las proteínas, en aminoácidos, y los hidratos de carbono, en azúcares, incluida la glucosa. La insulina ayuda al organismo a utilizar esta glucosa, que flota en la sangre, introduciéndola en las células, donde proporciona energía. A menos que cuente con la ayuda de la insulina la glucosa seguirá en la sangre.

Si nos preguntamos *cómo* la insulina reduce nuestros niveles de glucosa en sangre, empezaremos a descubrir sus complejidades. Lo que hace esta hormona para reducir nuestros niveles de glucosa en sangre es unirse al receptor de insulina de una célula. Es como una llave que encaja perfectamente en una cerradura. Cuando la insulina abre la cerradura de la célula, la glucosa penetra en ella para proporcionarle la energía que necesita. La glucosa sale de la sangre y entra en la célula. Así es como esta hormona reduce nuestros niveles de glucosa en sangre.

Sin embargo, las células solo requieren una determinada cantidad de energía, y algunas no la necesitan en ese momento. Supongamos que estás sentado, viendo una película, *después* de cenar. Quizá te abras una bolsa de palomitas porque tienes la respuesta condicionada de picar algo. Ahora mismo tus células no necesitan más energía, por lo que tu cuerpo tiene que decidir qué hacer con la energía extra que estás ingiriendo. El trabajo de la insulina consiste en averiguar cómo almacenar el exceso de energía.

El cuerpo puede almacenar el exceso de energía alimentaria de dos maneras:

1. como glucógeno en el hígado
2. como grasa corporal

Cuando la comida entra en el cuerpo, la insulina le indica al hígado que los nutrientes están en camino. Para preparar este órgano, los intestinos le entregan aminoácidos y glucosa directamente. La energía que el hígado no puede utilizar de inmediato la almacena en largas cadenas que forman la molécula de glucógeno. Nuestras reservas de glucógeno son pequeños paquetes de energía para cuando el cuerpo necesita un aporte rápido de combustible. Se guardan en los músculos y en el hígado. Estos paquetes de glucógeno almacenados en el hígado pueden convertirse con facilidad en glucosa para suministrar energía rápidamente a distintas partes del cuerpo. Los paquetes de glucógeno almacenados en los músculos solo pueden ser utilizados por los músculos.

Cuando comemos y bebemos, la insulina decide qué hacer con el combustible extra. Evaluará primero las reservas de glucógeno. Y aquí hay una trampa. Nuestro cuerpo tiene una capacidad limitada para almacenar glucógeno en los músculos y el hígado (porque tienen otras funciones).

El exceso de combustible, una vez que las reservas de glucógeno están llenas, se redirige a nuestras células adiposas. Esto ocurre a través de una compleja vía metabólica denominada *lipogénesis de novo*. Dicho de otro modo, el cuerpo envía la glucosa o glucógeno sobrante a las células adiposas para su almacenamiento a largo plazo.

Imagina la insulina como un controlador del tráfico de la energía (glucosa) que entra en el organismo en forma de alimento.

La insulina dirige:

1. energía a las células
2. energía a los depósitos de glucógeno

Y cuando no se necesita más energía:

3. el exceso de esta se dirige a rellenar nuestras células grasas

Ahora que conocemos mejor cómo funciona la insulina en el organismo, profundizaremos en cómo influye en nuestras células adiposas y en nuestro peso.

La relación entre insulina y obesidad

Todos tenemos células grasas. Cuando adelgazamos, no perdemos las células grasas; solo dejan de estar llenas. Vaciamos el exceso de energía que hay en su interior. A veces nuestras células grasas están vacías y pesamos menos. En cambio, otras veces están llenas y pesamos más. En última instancia, la insulina es responsable del cambio, porque su función consiste en dirigir el almacenamiento del exceso de energía alimentaria en el organismo.

Lo curioso es que los médicos pueden hacer que *cualquiera* aumente de peso administrándole insulina. El diabético tipo 2 medio que se inyecta insulina engorda entre dos y medio y tres kilos alrededor del vientre al mes de empezar a inyectarse. Incluso sin inyecciones, podemos hacer que nuestro cuerpo produzca insulina en exceso. Una forma es mediante *el estrés elevado y el sueño deficiente*, que analizaremos en el capítulo cinco. También podemos agravar el problema con *lo que comemos*. Una dieta estadounidense estándar (SAD,* por sus siglas en inglés), habitual en los países industrializados de Occidente, que da prioridad a los cereales y los almidones, fomenta la producción de insulina. Recuerda que los hidratos de carbono se descomponen en glucosa. También podemos inducir a

* N. del T.: *Standard American Diet.*

nuestro cuerpo a producir insulina en exceso si *comemos con mucha frecuencia*. Cuanto más a menudo piquemos, más estimularemos su producción.

En conjunto, estos tres factores llevan al organismo a producir demasiada insulina. *Hiperinsulinemia* significa que la cantidad de insulina en sangre es superior a lo que se considera normal. En última instancia, la hiperinsulinemia conduce a la resistencia a la insulina. Esta resistencia es la causa fundamental de la obesidad.

Cómo desarrollamos la resistencia a la insulina

Cuando vivimos con estrés crónico o picamos y comemos a todas horas, sobre todo cuando esos alimentos tienen un alto contenido en azúcar o hidratos de carbono refinados, aumentamos la secreción de insulina en el organismo. Esa secreción constante, a su vez, sobreestimula la producción de insulina de nuestro cuerpo. Al cabo de un tiempo, los receptores de insulina de las células se vuelven menos receptivos, y se necesita más insulina para abrir las puertas de las células. En algún momento, los receptores dejan de funcionar con nuestra propia insulina. Nadie entiende realmente por qué desde una perspectiva bioquímica, aunque sabemos que ocurre. Este proceso se denomina *resistencia a la insulina* (RI). Nuestra insulina y nuestros receptores ya no son compatibles, y desarrollamos diabetes tipo 2 u obesidad.

La resistencia a la insulina conduce a una acumulación aún mayor de insulina en la sangre. Aunque las células necesitan energía, no la obtienen, porque la insulina no puede engancharse al receptor de insulina y, por tanto, la glucosa no puede entrar en la célula. Este metabolismo anormal de la glucosa provoca fatiga: por eso las personas con sobrepeso o diabetes tipo 2 siempre se sienten tan cansadas. En ellas se observan niveles elevados de glucosa que se acumula en la sangre porque no puede entrar en las células. Los investigadores creen que este trastorno está causado por la exposición crónica a la insulina, que puede conducir a niveles tóxicos de esta hormona en el organismo.

Aquí tienes una analogía que te ayudará a entenderlo. Mi cantante favorita es Adele. Cuando salió su éxito *Hello*, me encantó. No solo a mí, le encantó a todo el mundo. Ganó mil millones de premios y estaba en la radio a todas horas. Un día, cuando volvía a casa del trabajo, la canción sonaba en ocho de las doce emisoras de radio presintonizadas de mi coche. Para entonces ya estaba harta de Adele y cuando cantaba *Hello* [hola], me daban ganas de gritar: «¡Adiós!». Había desarrollado una resistencia a Adele debido a la sobreexposición. Varios meses después, cuando las emisoras de radio pasaron a poner otra música, la canción volvió a gustarme. Todos podemos desarrollar resistencia por sobreexposición.

Por tanto, cuanta más insulina tengas en la sangre, más aumentará tu azúcar, y esto es lo que, al final, conduce a la diabetes tipo 2. Normalmente, los médicos tratan este síntoma administrando insulina al paciente, pero la causa de fondo suele ser que la insulina y los receptores de insulina del cuerpo ya no funcionan de forma conjunta. Así que lo que se suele hacer es administrar cada vez más insulina a los diabéticos. Un exceso de insulina también estimula el crecimiento, lo que puede provocar síndrome de ovario poliquístico (tumores en los ovarios) y obesidad (más combustible que se almacena para más adelante).

No hace falta tener diabetes tipo 2 para ser resistente a la insulina. De hecho, muchos de nosotros vamos camino de la diabetes tipo 2 sin ser conscientes de ello. Cuando comemos seis comidas pequeñas al día y picoteamos, como sugieren numerosas pautas alimentarias y dietas actuales, hacemos que se segregue insulina durante todo el día. Imagina que el teléfono empezara a sonar cada vez que comes y tu cuerpo comienza a segregar insulina. Si el teléfono está sonando cada hora, te cansarás rápidamente del ruido y también desarrollarás resistencia.

Además de la insulina que se segrega cuando estás estresada o cuando comes, ¡la *propia* resistencia a la insulina hace que el cuerpo segregue insulina! La mayoría de las personas que recurren a mi programa llevan algún tiempo siguiendo una dieta baja en carbohidratos o cetogénica, y sus niveles de insulina ya están en el rango prediabético. Pero no consiguen perder esos últimos kilos de sobrepeso. Muy a menudo, el problema es que pasaron de comer alimentos que hacían que el cuerpo segregara altos niveles de insulina a una dieta que las hace comer constantemente. A pesar de cambiar *lo que* comen (eligiendo alimentos más saludables), no han cambiado *cuándo* comen y siguen produciendo insulina a todas horas. El volumen y la frecuencia de esa secreción de insulina conducen a la resistencia a esta. Si comes a menudo alimentos que provocan una gran secreción de insulina, puedes perpetuar este ciclo, aunque no seas resistente a la insulina.

El daño de alimentarse constantemente

En la vida actual, la comida se ha convertido en nuestra mejor amiga. Comemos para celebrar, para reconfortarnos, para aliviar el aburrimiento. ¡Nos alimentamos constantemente!

Abrumamos nuestro cuerpo con insulina de dos formas. En primer lugar, comemos demasiado de una vez, lo que produce grandes *oleadas* de insulina. Piensa que comer mucho es como si cien personas llamaran a tu puerta al mismo tiempo. Comer un gran plato de algo rico en hidratos de carbono, como la pasta, produce mucha insulina que sobrecarga al organismo. En segundo lugar, comemos cada dos por tres, lo que produce un *estímulo constante* de insulina. Una persona llamando a tu puerta cada hora del día también resultaría abrumadora al final de la jornada. Del mismo modo, una secreción constante de insulina nos abruma.

Piensa en lo que es un día corriente para mucha gente:

- levantarse
- desayunar
- ir al trabajo
- comer un tentempié en la pausa para el café
- almorzar
- merendar
- ir a dar un paseo o al gimnasio
- comer un aperitivo antes de cenar
- cenar
- picar algo mientras se ve la tele (o quedar con un amigo para beber y picar algo)
- comer algo ligero antes de acostarse
- irse a la cama

Aunque solo ingieras frutos secos, semillas, queso y aceitunas, y elijas grasas saludables a la hora de comer, seguirás teniendo una respuesta insulínica ininterrumpida a lo largo del día. No es que no puedas comer esos alimentos, simplemente necesitas comerlos con una comida para minimizar la *frecuencia* de secreción de insulina. En el próximo capítulo examinaremos detenidamente los distintos tipos de alimentos y sus repercusiones, pero ten en cuenta que incluso si comes de forma saludable, el daño de alimentarte constantemente es inmenso. **Si comes con frecuencia, no podrás sanar el organismo.** Imagina que el gobierno dice que debes llenar el depósito de gasolina de tu vehículo todos los días. Insisten en que llenes sesenta litros *diarios*. Pero solo conduces seis kilómetros al día. Tendrías que comprar bidones de gasolina para poner el combustible extra. Cuando llenaras un bidón, necesitarías otro, y otro, y otro más. Al final, tu coche, tu patio, tu garaje y toda tu casa estarían llenos, ¡y vivirías en una zona peligrosa con bidones de gasolina por todas partes! Cuando comemos a todas horas, eso es lo que hacemos: seguimos almacenando grasa en nuestras células adiposas hasta provocar afecciones crónicas, como la obesidad y el síndrome metabólico.

La relación entre la insulina y el síndrome metabólico (SM)

El síndrome metabólico (SM) es un conjunto de síntomas que nos exponen a un alto riesgo de desarrollar enfermedades cardiovasculares, diabetes tipo 2, enfermedad del hígado graso no alcohólico, síndrome de ovario poliquístico (SOP) y cánceres relacionados con el metabolismo, como el cáncer de mama (si no es genético)[1] o el cáncer de colon. Los síntomas del SM son:

- nivel elevado de azúcar en sangre
- gran perímetro de cintura
- triglicéridos elevados
- colesterol HDL (siglas en inglés de lipoproteínas de alta densidad o «colesterol bueno») bajo
- presión arterial elevada

La resistencia a la insulina es la causa fundamental del SM. Pero al igual que todas las personas expuestas al coronavirus no experimentan todos los síntomas de la COVID-19, no todo el que tenga resistencia a la insulina padecerá todos sus síntomas. Y cuando controlamos la resistencia a la insulina, podemos controlar nuestros síntomas y tratar nuestras enfermedades.

Hablaremos del SOP y de algunos cánceres femeninos en el capítulo siete, pero quiero dedicar un momento a la diabetes tipo 2. La intervención médica más habitual para combatirla es tratarla con insulina. Pero si la resistencia a la insulina es la causa de este tipo de diabetes, ¿por qué lo hacemos?

La diabetes tipo 2

El tratamiento convencional actual de la diabetes tipo 2 trata los niveles elevados de glucosa en sangre (azúcar en sangre). Los medicamentos insulínicos reducen la glucemia a niveles «normales», pero recuerda que la glucemia elevada es el síntoma, no la causa. Estos medicamentos trasladan el azúcar de la sangre y lo almacenan en *otra parte* del cuerpo, por lo que provoca obesidad, inflamación y enfermedad. Es como tomar toda la basura de tu cocina y ponerla en tu sótano. Sí, tu cocina parece más limpia, pero tu casa sigue igual de sucia. Como los medicamentos reducen los niveles de glucosa en sangre y los pacientes no son atendidos a diario, se les dice que coman varias veces al día y que consuman alimentos ricos en azúcar para «estabilizar los niveles de azúcar en sangre». En otras palabras, se les dice que coman azúcar para que los medicamentos no hagan que sus niveles de azúcar bajen demasiado. Este consejo no tiene ningún sentido.

Un anciano de noventa años que vivía en la misma residencia que mi abuela era consciente de este absurdo. No entendía por qué, si su nivel de azúcar en sangre por la mañana era de 140 mg/dl, tenía que tomar azúcar para que subiera y luego la medicación para que volviera a bajar al mismo nivel de 140 mg/dl. Le preguntó a la enfermera por qué no podía simplemente ayunar para quemar el azúcar. Tenía razón. La enfermera no quiso contestarle, así que presioné para obtener una respuesta. Me mandó a paseo. Hay mucha resistencia a la idea del ayuno como solución para la diabetes tipo 2, pero cuanta más información tengas y más apoyo te preste un profesional sanitario que entienda el ayuno, más fácil te resultará tomar las decisiones en torno al ayuno que mejor se adapten a tu tratamiento médico.

La insulina es absolutamente necesaria para quienes sufren diabetes tipo 1 porque su organismo no la produce, pero la diabetes tipo 2 es una enfermedad de exceso de insulina causada por factores dietéticos y de estilo de vida. La insulina alivia los síntomas de la diabetes tipo 2, pero *no trata la causa fundamental*. Entonces, ¿cómo podemos prevenir y revertir la resistencia a la insulina y las enfermedades que se derivan de ella?

Sensibilidad a la insulina, ayuno intermitente y ruptura del ciclo de resistencia a la insulina

Lo contrario de la resistencia a la insulina es la sensibilidad a esta. Los receptores de nuestras células trabajan con nuestra propia insulina, y las células obtienen la energía que necesitan. *Es preciso que nuestras células sean sensibles a la insulina*.

Aquí está la clave para comprender por qué el ayuno intermitente ayuda a abordar la causa fundamental de la obesidad, la resistencia a la insulina. Al igual que cuando me tomé un descanso de escuchar a Adele, cuando ayunamos intermitentemente, suprimimos la insulina durante largos periodos de tiempo y así le damos un respiro al organismo. Y luego, cuando rompemos el ayuno y volvemos a exponer el cuerpo a la insulina, nuestras células se vuelven más sensibles a ella. La insulina funciona otra vez como se supone que debe hacerlo en nuestro organismo, ¡como cuando volví a escuchar a Adele y me encantó de nuevo la canción *Hello*!

Entonces, ¿cómo reducimos la insulina en el cuerpo? Mi respuesta para miles de clientes es que, para reducir los picos de insulina en el cuerpo, hay que disminuir el estrés y dormir más (como se explica en el capítulo cinco), comer menos alimentos ricos en glucosa (capítulo cuatro) y comer con menos frecuencia. Y ahí es donde entra en juego el ayuno intermitente. A diferencia de la restricción calórica, una dieta baja en hidratos de carbono y rica en grasas saludables, combinada con el ayuno intermitente, mantiene equilibrados los niveles de insulina. El ayuno suprime la producción de insulina durante un largo periodo de tiempo, rompiendo el ciclo de resistencia a la insulina. ¡Esto le ha cambiado la vida a muchos de mis clientes!

La historia de Marge

Marge tenía setenta y dos años cuando vino a verme por primera vez a la clínica de Toronto. Tenía dificultades para controlar su peso y su diabetes tipo 2. Cada vez que iba al médico, este le decía que tenía que inyectarse diez unidades más de insulina. Y al hacerlo engordaba cinco kilos. En el transcurso de su enfermedad y tratamiento, había engordado cincuenta kilos con las ciento diez unidades de insulina que se había inyectado. Marge era diabética desde hacía treinta y cuatro años y llevaba siete con insulina. Se sentía fatal y me dijo que había perdido las ganas de vivir.

Revisé sus gráficas. *Cada vez* que añadía más insulina, engordaba exactamente el mismo número de kilos. Había que romper el ciclo, así que sugerí un ayuno prolongado. El doctor Jason Fung fue el médico que la controló mientras ayunaba durante un total de siete días para empezar. Marge se sentía tan bien que decidimos continuar su ayuno otras dos semanas. Aunque ese ayuno prolongado funcionó bien para ella, no quiero que nadie se lance a ese tipo de ayuno –especialmente sin supervisión médica– y se estrelle y se queme. ¡Sigue leyendo y tómalo con calma!

Marge fue la primera persona a la que pedí que ayunara, así que ayuné con ella. Al cabo de siete días, su insulina se había reducido en un cincuenta por ciento. Siguió ayunando y al cabo de veintiún días ya no tenía insulina y sus niveles de glucosa en sangre eran normales. Al cabo de seis meses, tenía una prueba de hemoglobina A1C, es decir, una media de los niveles de glucosa en sangre durante tres meses, que es nuestra medida de la diabetes, totalmente normal. Al cabo de un año, había perdido cincuenta kilos. Y lo que es más importante, había recuperado la alegría de vivir y se sentía mejor.

Marge venía a menudo a la clínica IDM y hablaba con los otros médicos que trabajaban allí sobre su experiencia con el ayuno. Acudía a las reuniones generales y al club de expertos para compartir su historia con nuestros colegas. Al principio no estaban seguros de nuestro enfoque del ayuno, pero pronto comprendieron sus increíbles beneficios.

Al ver que la salud de Marge mejoraba con el ayuno, su marido empezó a ayunar también, y esto le ayudó a perder peso. Consiguió dejar de tomar la medicación para la diabetes y revertirla también. Marge y su marido comenzaron a disfrutar juntos de su renovada energía y entusiasmo por la vida.

En este capítulo, hemos examinado el daño que nos causa el hecho de *comer a menudo* (es decir, la ingesta constante de combustible). Este es el primero de los tres factores que llevan al cuerpo a producir insulina en exceso, lo que conduce a la resistencia a la insulina, la obesidad y las enfermedades metabólicas que se derivan de ella. A continuación, exploraremos el segundo de los tres factores: los tipos de alimentos que consumimos en una dieta occidental corriente, o *lo que comemos*, y cómo nuestras elecciones alimentarias repercuten en nuestro organismo.

Conclusiones del capítulo tres

- La insulina es una hormona producida por el páncreas que controla cómo utiliza el cuerpo la energía de los alimentos como combustible.
- Nuestros hábitos alimentarios conducen a la resistencia a la insulina de dos formas principales: seguir la dieta estadounidense estándar (SAD) produce grandes oleadas de insulina, y comer continuamente (picar) crea un estímulo constante de insulina.
- La resistencia a la insulina es la causa fundamental de la obesidad. Provoca toda una serie de síntomas conocidos como síndrome metabólico (SM) que nos ponen en riesgo de padecer afecciones como diabetes tipo 2, EHGNA, SOP, enfermedades cardiovasculares y cánceres relacionados con el metabolismo.
- El ayuno intermitente trata la causa fundamental de la obesidad, que son los altos niveles de insulina (hiperinsulinemia), que conducen a la resistencia a la insulina. Esta práctica ayuda a nuestro organismo a volver a ser sensible a esta hormona.

4

Cómo una dieta baja en carbohidratos y rica en grasas y el ayuno pueden transformar tu salud

«Tras estos dos años de experiencia con el ayuno, probablemente todos reconocerán que los periodos temporales de baja nutrición son útiles para tratar la diabetes».

Doctor Elliott P. Joslin

Cuando empecé a trabajar con pacientes en la clínica, dirigía una sesión de formación de seis a siete horas para ayudarlos a entender qué es el ayuno intermitente y conseguir que adquirieran la mentalidad adecuada para aceptar este nuevo enfoque. Hablábamos mucho de alimentación, porque lo que comemos es muy importante y, sin embargo, la mayoría de la gente sabe muy poco sobre el efecto que tienen en su cuerpo los alimentos que ingieren. Una pregunta que hacía siempre era: «Si quieres perder peso, ¿qué cinco alimentos eliminas de tu dieta?». Tómate un momento para escribir tus respuestas ahora.

1. ______________________________
2. ______________________________
3. ______________________________
4. ______________________________
5. ______________________________

Mis clientes siempre mencionaban los mismos alimentos: pasta, arroz, pan, maíz y patatas. *Siempre*. ¿Se parece a lo que has contestado?

¿Sabías que *todos* estos alimentos son bajos en grasas y calorías? Pensemos un poco más en esto. En realidad, si las dietas actuales fueran correctas, *deberías* comerlos para perder peso. Porque, aunque muchos no lo saben, son bajos en grasa y calorías.

Obviamente, la siguiente pregunta es: «¿Por qué eliminas de tu dieta algunos de los alimentos más bajos en calorías y grasas?». No eran capaces de responder. ¿Y tú?

Me encantaba este momento en el que mis clientes empezaban a entender que las recomendaciones convencionales no les servían. Estas charlas les ayudaron a darse cuenta de que no eran ellos los que fallaban, sino la industria dietética. Dos mitos omnipresentes sobre la alimentación que afectan a quienes intentan perder peso y emprender un camino hacia el bienestar son que la grasa de la dieta causa obesidad y que ingerir comidas ligeras más a menudo propicia la pérdida de peso. Ya analizamos el segundo factor, *cuándo comer*, en el último capítulo. Ahora quiero centrarme en *qué comer.*

Somos lo que comemos

El viejo dicho «somos lo que comemos» tiene razón. Nuestro cuerpo responde al tipo de alimentos que consumimos aumentando o disminuyendo la producción de insulina. Quiero dedicar algún tiempo a examinar cada uno de los tres componentes básicos de los alimentos, los macronutrientes que llamamos hidratos de carbono, proteínas y grasas. Cada uno de ellos tiene una función distinta y provoca una respuesta hormonal diferente en el organismo. Es importante que sepamos cómo influye la ingesta de distintos alimentos en nuestra producción de insulina.

Hidratos de carbono

Los hidratos de carbono se encuentran en alimentos como la pasta, el pan, las patatas y los cereales. Ya sean integrales, como el arroz, o refinados, como la harina, los hidratos de carbono suelen constituir una gran parte de nuestra dieta. Algunos productos lácteos y la fruta y verdura también contienen hidratos de carbono, aunque en menor cantidad. La principal función de este tipo de nutrientes en el organismo es proporcionar energía alimentaria: considéralos la principal fuente de combustible para el cuerpo. Los hidratos de carbono se dividen en dos tipos diferentes, de los que la mayoría hemos oído hablar alguna vez: hidratos de carbono simples y complejos.

Los hidratos de carbono simples están formados por una o dos moléculas de azúcar, como la glucosa y la sacarosa (combinadas son el azúcar de mesa). Ejemplos habituales son los dulces, las galletas, los panes, las pastas y otros alimentos elaborados con mucho azúcar o con cereales refinados (todas las harinas y el arroz blanco, por ejemplo).

Los carbohidratos complejos están formados por cientos o miles de moléculas de azúcar simple, por lo que su estructura es más compleja. Ejemplos comunes son las alubias, la quinoa, las patatas, los boniatos y los cereales integrales como la avena y la cebada.

Cuando comemos hidratos de carbono, el cuerpo los descompone en los azúcares que los forman, principalmente glucosa, y envía una señal al páncreas para que libere insulina. Recuerda que la insulina es la llave que abre la cerradura de las células y hace que la glucosa pueda entrar en ellas y proporcionarles energía. La insulina actúa como el controlador del tráfico que dirige los hidratos de carbono (azúcares) para que proporcionen energía a nuestras células. Necesitamos que esta sustancia se acople a un receptor de insulina de la célula, permitiendo así que las moléculas de glucosa entren en su interior. Como ya hemos visto, la insulina dirige entonces todo este exceso de combustible alimentario para que se almacene como reservas de glucógeno y luego como grasa para utilizarla más tarde.

Proteínas

Las proteínas se hallan en alimentos como la carne, el pescado y los mariscos, los huevos, el tofu, los frutos secos y las semillas. Están compuestas de aminoácidos y son un nutriente básico para el crecimiento y la reparación del organismo. Solo necesitamos una cantidad limitada de estos nutrientes para el crecimiento y la reparación, lo que resulta chocante para algunos de mis clientes porque en la actualidad está muy de moda en el mundo del *fitness* y la dieta consumir un contenido elevado de proteínas. A pesar de lo que muchos anuncios de proteínas en polvo o sustitutos de comidas ricos en proteínas te harían creer, comer muchas proteínas no nos hace crecer a nosotros ni a nuestros músculos;

no es Miracle-Gro.* Aquí tienes una analogía que te ayudará a entender por qué.

Imagina que estás construyendo un cobertizo en tu jardín. Solamente necesitas una cantidad determinada de ladrillos. Si pides diez mil ladrillos y solo utilizas mil, te sobran nueve mil ladrillos con los que tienes que hacer algo. Piensa que los ladrillos son proteínas, y esto sería como si un día comieras muchas proteínas, como tal vez te han dicho que hagas. Son muchos ladrillos de más para tener por ahí. El cuerpo convierte el exceso de proteínas en glucosa en el hígado mediante un proceso denominado gluconeogénesis. Este proceso provoca el aumento de nuestros niveles de glucosa en sangre, lo que hace que se segregue insulina (pero no una cantidad causante de enfermedad) para llevar la glucosa a las células. El cuerpo utiliza esta glucosa como combustible inmediato o la almacena para emplearla más tarde, cuando la necesite. Así pues, aunque la proteína puede dar lugar a la gluconeogénesis, en sí no es realmente una fuente de combustible. Tu cuerpo necesita solo una cantidad determinada de proteínas al día: podrías comer 300 gramos de proteínas, pero tal vez a tu organismo le hagan falta únicamente 80 gramos ese día para el crecimiento y la reparación, por lo que tomará el resto de las proteínas (220 gramos en este caso) y las convertirá en glucosa. Si tu cuerpo no necesita ese combustible inmediatamente, esa glucosa se convierte en grasa corporal a través de la insulina. Esa proteína que comes –esos ladrillos de más– acaba en tu cuerpo como grasa.

Grasa alimentaria

La grasa dietética se encuentra en alimentos como el aguacate, el queso y los productos lácteos enteros, el pescado graso, los

* N. del T.: Un conocido fertilizante para las plantas.

huevos, las aceitunas y los aceites prensados en frío. Esta grasa está formada por una cadena principal de glicerol unida a ácidos grasos, y se utiliza para crear nuevas células, colesterol saludable y muchas hormonas y vitaminas. También puede usarse como combustible para el organismo. Existen dos tipos principales de grasas alimentarias: las grasas naturales no procesadas y las grasas refinadas altamente procesadas.

Entre las grasas naturales no procesadas figuran los omega-3 (pescado), las grasas monoinsaturadas (aceitunas, aguacates y sus aceites orgánicos prensados en frío) y las grasas saturadas (grasas procedentes del coco, como el aceite, la mantequilla, la nata y el maná de coco; leche entera; grasas animales como la mantequilla/*ghee*, manteca de cerdo, grasas de tocino, grasa de pato y sebo de vacuno). A menudo se tacha las grasas saturadas de poco saludables y artificiales, pero no es así. Estas grasas son la base de casi todas las células del cuerpo y también son una fuente de combustible para el organismo. Como las grasas saturadas son una fuente directa de energía, no se desencadena la secreción de insulina. En su lugar, se producen ácidos grasos y cuerpos cetónicos. Los ácidos grasos alimentan el cuerpo y los cuerpos cetónicos, el cerebro.

• ÁCIDOS GRASOS Y CUERPOS CETÓNICOS •

Cuando necesitamos combustible en ayunas, primero utilizamos nuestro glucógeno (moléculas de glucosa almacenadas). El cuerpo solo puede almacenar una cantidad limitada de glucosa, por lo que, si continúas ayunando después de haber utilizado tus reservas de glucógeno, tu cuerpo necesita liberar grasa de tus reservas de grasa para utilizarla como combustible. Lo hace mediante el proceso que he mencionado antes llamado *lipogénesis de novo*. El organismo produce entonces ácidos grasos libres y cuerpos cetónicos como combustible. Cuando ayunamos, los ácidos grasos libres proporcionan al cuerpo la mayor parte del combustible.

Los cuerpos cetónicos son otra fuente de combustible graso cuando estás en ayunas. El ayuno aumenta el número de cuerpos cetónicos que producimos. Cuando los niveles de glucosa o insulina en sangre son bajos, el organismo produce cuerpos cetónicos a partir de ácidos grasos, lo cual es una forma de eliminar esos depósitos de grasa rebelde y recuperar el control de la distribución de la grasa corporal. A diferencia de los ácidos grasos libres, los cuerpos cetónicos pueden atravesar la barrera hematoencefálica para suministrar combustible al cerebro.

Existen tres tipos diferentes de cuerpos cetónicos: acetoacetato, acetona y betahidroxibutirato (BHB). El BHB es el principal cuerpo cetónico, y se sabe que tiene propiedades antiinflamatorias. Las personas con enfermedades inflamatorias, como la artritis reumatoide, suelen seguir una dieta cetogénica rica en grasas alimentarias (y baja en hidratos de carbono), para poder producir cuerpos cetónicos que las ayuden a reducir la inflamación.

Las grasas refinadas altamente procesadas comprenden la mayoría de los aceites de semillas y frutos secos, como el aceite vegetal, el aceite de maíz, el aceite de canola, el aceite de soja, el aceite de girasol y el aceite de cártamo. ¿Has exprimido alguna vez la grasa de una aceituna? Es fácil hacerlo. ¿Y de un grano de maíz? Casi imposible. Para extraer la grasa de las semillas y los frutos secos se necesita un procesamiento extremo, que convierte a estos aceites en tóxicos para nuestro organismo. Los aceites de semillas y frutos secos crean una inflamación grave, que a su vez desencadena la secreción de insulina. (La única excepción es el aceite de nuez de macadamia, que es difícil de encontrar).

Debemos ceñirnos a las grasas de origen natural en la medida de lo posible. Curiosamente, si un alimento natural tiene poca grasa, tendrá muchos hidratos de carbono, y viceversa.

- 1 gramo de hidratos de carbono = 4 calorías.
- 1 gramo de proteína = 7 calorías.
- 1 gramo de grasa = 9 calorías.

Todos los alimentos bajos en grasa son por naturaleza bajos en calorías, pero se descomponen en azúcares, que desencadenan la liberación de la hormona que *más* grasa acumula, la insulina. Esto significa que **nos conviene seguir una dieta rica en grasas naturales, moderada en proteínas y baja en hidratos de carbono.**

Comer para gozar de una salud óptima

Permíteme repetirlo. Para disfrutar de una salud óptima, tenemos que seguir una dieta rica en grasas naturales, moderada en proteínas y baja en hidratos de carbono. Apuesto a que esto te sorprende, porque siempre sorprende a mis clientes. Cuando les digo que tienen que comer *más* grasas naturales, veo que se alarman. Piensan que van a engordar. Mi consejo pone patas arriba la pirámide alimentaria promovida por los gobiernos y muchos expertos en nutrición, y eso puede asustar a la gente, sobre todo a las mujeres que desde niñas han recibido un bombardeo de consejos dietéticos.

Ahora sabemos que la obesidad es un trastorno que se produce por exceso de insulina (hiperinsulinemia), y hay que comer de forma que no echemos más leña al fuego. Eso significa que no debemos añadir más insulina cuando ya tenemos demasiada. Lo que nos conviene es consumir más grasas saludables.

No todas las calorías son iguales: la respuesta hormonal

Los consejos dietéticos convencionales suponen que los tres macronutrientes (carbohidratos, proteínas y grasas) desencadenan la misma respuesta hormonal en el organismo, pero no es así. Y denostamos la grasa alimentaria porque un gramo de grasa tiene nueve calorías. Por razones que no tienen sentido (que vimos en el capítulo dos), creemos que el aumento y la pérdida de peso se basan en las calorías. Pero sabiendo que cada macronutriente tiene una función diferente en el organismo, ¿es correcto suponer que todos son iguales? La respuesta es no.

Para digerir grasa alimentaria el cuerpo tiene que trabajar más y, por tanto, gastas más energía metabólica digiriendo grasa que hidratos de carbono. Ya sean simples o complejos, los hidratos de carbono son muy fáciles de digerir y requieren muy poca energía metabólica para descomponerse. Además, la grasa alimentaria no necesita la producción de insulina para llevar a cabo sus diversas funciones en el organismo. Los ácidos grasos libres resultantes de la descomposición de la grasa alimentaria pueden alimentar la mayor parte de nuestro organismo y penetrar en las células sin la ayuda de la insulina. Los cuerpos cetónicos pueden atravesar la barrera hematoencefálica para proporcionar combustible a la mayor parte del cerebro. La grasa alimentaria no desencadena una respuesta insulínica porque no necesita insulina para ayudar a llevar su energía alimentaria a las células. En cambio, cuando utilizamos glucosa para alimentar nuestras células, el organismo debe producir insulina. Recuerda que la insulina actúa como una llave que se conecta con el receptor de insulina de una célula, permitiendo que la glucosa pase hasta ella y le proporcione energía. Las proteínas provocan muy poca respuesta de la insulina, a menos que se consuman en cantidades excesivamente grandes (y en ese caso, como ya se ha dicho, el exceso de proteínas se convierte en glucosa mediante la gluconeogénesis en el hígado).

Si ingerimos más glucosa de la que necesitan nuestras células –ya sea de proteínas o de hidratos de carbono–, nuestro controlador del tráfico, la insulina, dirige el exceso de glucosa para que se almacene como glucógeno (reservas de energía rápida en el hígado y los músculos). Si esas reservas de glucógeno están llenas, la insulina dirige el exceso de glucosa para almacenarla como grasa (almacenamiento a más largo plazo en nuestras células adiposas). De ahí viene la idea errónea de que la grasa alimentaria y la grasa corporal son lo mismo. Ese michelín que tienes en la barriga no es una barra de mantequilla. Es un exceso de glucosa procedente de demasiados platos de patatas, pan o pasta. Aunque la grasa alimentaria y la grasa corporal son cosas muy distintas, tienen el mismo nombre, por lo que a menudo se culpa a la grasa alimentaria de la grasa corporal no deseada que ves reflejada en el espejo.

Dime qué responderías ahora si te preguntara: «¿Podemos suponer que 150 calorías de una ración de almendras tendrán el mismo impacto hormonal que 150 calorías de refresco?». La respuesta, por supuesto, es no. Estos dos alimentos pueden contener el mismo número de calorías, pero tienen funciones completamente distintas en el organismo y respuestas hormonales totalmente diferentes. Veamos esto más a fondo.

Las almendras son una combinación de grasa alimentaria, proteínas e hidratos de carbono (principalmente fibra). La grasa alimentaria tiene muchas funciones, y la proteína se utiliza principalmente para el crecimiento y la reparación. Cuando el cuerpo descompone las almendras, se produce muy poca insulina, pero se necesita bastante energía metabólica para digerirlas. En cambio, el refresco es mayoritariamente agua y sus 150 calorías son azúcares. Estos azúcares hacen que el cuerpo segregue una cantidad significativa de insulina que captura la grasa muy rápidamente después de ingerirlos, y los azúcares solo pueden utilizarse como combustible.

Resistencia a la insulina, SAD y por qué es beneficioso consumir menos hidratos de carbono y más grasas

Cuando seguimos la dieta estadounidense estándar (SAD), que es la habitual en la mayoría de los países occidentales industrializados, nos estamos alimentando con una serie de alimentos bajos en grasas naturales y ricos en hidratos de carbono. Producimos mucha insulina en respuesta a la elevada carga de hidratos de carbono. Las directrices, especialmente para los diabéticos, nos piden que hagamos tres comidas más tres tentempiés cada día. Si hacemos eso, no solo produciremos grandes cantidades de insulina cuando comamos, ¡sino también el resto del tiempo! El resultado son niveles tóxicos de insulina en el sistema (hiperinsulinemia). Con el tiempo, como ahora sabemos, la hiperinsulinemia nos lleva a desarrollar resistencia a la insulina y problemas asociados al síndrome metabólico, como obesidad, tensión arterial alta (hipertensión), colesterol alto, diabetes tipo 2 y enfermedades cardiovasculares.

Como vimos en el capítulo tres, cuando somos resistentes a la insulina, nuestros receptores de insulina ya no permiten que esta se conecte con ellos, por lo que la glucosa no puede entrar en nuestras células. Esto deja una abundancia de glucosa circulando por la sangre. La insulina convierte lo que puede en glucógeno, pero se ve obligada a almacenar el resto en las células grasas, agrandándolas o incluso haciendo que el organismo produzca células grasas extra para almacenarla. El resultado es la obesidad y la diabetes tipo 2.

La razón por la que muchas personas pierden peso y mejoran sus niveles de azúcar en sangre con una dieta baja en hidratos de carbono y rica en grasas saludables (LCHF, por sus siglas en inglés) es que, al comer menos alimentos que se descomponen en azúcar, el organismo no segrega tanta insulina. En otras palabras, la dieta LCHF reduce las oleadas de insulina que sobrecargan el organismo al disminuir la cantidad de hidratos de carbono, que se descomponen en glucosa, y aumentar la cantidad de grasa natural, que pasa directamente a las células. Menos insulina significa menos retención de grasa. La Asociación Estadounidense para la Diabetes reconoce ahora la dieta LCHF como protocolo de tratamiento de la diabetes tipo 2. Seguir una dieta LCHF nos ayuda a gestionar la secreción de insulina a partir de lo que comemos. El ayuno intermitente nos ayuda a gestionar la secreción de insulina en función de cuándo comemos. Juntos, son una potente combinación.

¿Qué es lo que diferencia al ayuno intermitente?

Como yo, seguro que a lo largo de los años te han llegado infinidad de consejos sobre cómo hacer dieta. Quizá hayas probado batidos, sustitutos de comidas, dietas de sopa, planes de puntos o cualquier otra forma de intentar perder peso. Como hemos analizado, todas esas dietas se centran en las calorías ingeridas frente a las calorías gastadas. Sin embargo, el ayuno intermitente es totalmente diferente en seis aspectos clave. En el resto de este capítulo, analizaremos cada uno de ellos para que comprendas claramente en qué se diferencia el ayuno intermitente de todo lo que has probado hasta ahora.

1. El ayuno intermitente trata la causa real de la obesidad reduciendo los niveles de insulina

A diferencia de otras dietas, el ayuno intermitente no se centra en las calorías que se ingieren frente a las que se queman ni en nada que tenga que ver con las calorías. En su lugar, trata la auténtica causa de la obesidad, que es la resistencia a la insulina. El objetivo del ayuno intermitente es reducir al mínimo el volumen y la frecuencia de la secreción de insulina en respuesta a la dieta (lo que comemos). El ayuno intermitente, además de reducir la insulina, favorece la pérdida de peso y una salud óptima de varias formas importantes, a diferencia de las dietas de restricción calórica. Esto se debe a que el ayuno desencadena muchas adaptaciones hormonales que no se producen con la simple reducción calórica. Tres de ellas son muy importantes para tu salud:

1. La insulina desciende precipitadamente, ayudando a prevenir la resistencia a la insulina.
2. Aumenta la noradrenalina, lo que mantiene elevado el metabolismo.
3. La hormona del crecimiento aumenta, con lo que se mantiene la masa magra.

2. El ayuno intermitente mantiene elevado el metabolismo en reposo

Fundamentalmente, el ayuno intermitente impide que disminuya nuestra tasa metabólica en reposo (TMR). Varios estudios científicos lo demuestran. Por ejemplo, durante cuatro días de ayuno continuo, la TMR no disminuyó en los participantes de un estudio.[1] Aumentó un doce por ciento. Tampoco disminuyó la capacidad de ejercicio. Al contrario, se mantuvo. ¿Por qué la TMR permanece estable o aumenta con el ayuno?

Imagina que somos mujeres de las cavernas. Es invierno y escasea la comida. Si nuestro cuerpo entrara en «modo inanición», no tendríamos energía para salir a buscar comida. La situación empeoraría cada día y acabaríamos muriendo. La especie humana se habría extinguido hace mucho tiempo si nuestro cuerpo se ralentizara cada vez que no comemos durante unas horas. En cambio, cuando ayunamos, el cuerpo abre su amplia reserva de alimentos almacenados: ¡la grasa corporal! El metabolismo en reposo se mantiene elevado, y cambiamos las fuentes de combustible de los alimentos a la comida almacenada (o grasa corporal). Tenemos energía suficiente para salir a cazar algún mamut lanudo. O en el caso de una mujer de hoy en día, tal vez utilicemos esa energía para el trabajo, la familia o cualquiera de nuestras otras responsabilidades.

Durante el ayuno, primero quemamos el glucógeno almacenado en el hígado. Cuando ese depósito se agota, utilizamos la grasa corporal. Como la mayoría de las mujeres tenemos suficiente combustible en nuestras reservas de grasa corporal, no hay razón para que disminuya nuestra TMR. No pasamos hambre cuando ayunamos, sino que utilizamos la grasa corporal como combustible. Y esa es la diferencia entre la pérdida de peso a largo plazo y toda una vida de dietas frustradas.

El ayuno es eficaz mientras que la simple reducción calórica no lo es. ¿Cuál es la diferencia? *La obesidad es un desequilibrio hormonal, no calórico*. El ayuno proporciona cambios hormonales beneficiosos. Los cambios hormonales que se producen durante el ayuno se evitan del todo cuando comemos constantemente o entramos en modo de inanición. Por tanto, es la intermitencia del ayuno lo que lo hace mucho más eficaz.

3. El ayuno intermitente es consistente, no constante

Muchos entusiastas de la reducción calórica dicen que el ayuno funciona, pero solo porque restringe las calorías. En esencia, están diciendo que solamente importa la media, no la frecuencia. Las medias globales nos cuentan nada más que una parte de la historia: por ejemplo, la renta nacional media no nos dice cuáles son los ingresos de un multimillonario ni los de alguien que tiene dificultades para pagar el alquiler. La media de días de sol no te permite saber si hoy va a estar gris o nublado. En cuanto empezamos a hablar de restricción calórica, ¡suponemos que reducir 300 calorías al día durante una semana tendrá el mismo efecto que reducir 2.100 calorías en un solo día! La diferencia entre ambos es el filo de la navaja entre el éxito y el fracaso. El doctor Fung y yo utilizamos la siguiente analogía frecuentemente. La comparto contigo aquí porque les ayuda mucho a nuestros clientes a comprender por qué abogamos por un protocolo de ayuno intermitente en lugar de la reducción calórica como estrategia principal.

> Si estás en una habitación oscura o a la luz del sol, tus ojos se adaptan. Si estás en un aeropuerto ruidoso o en una casa silenciosa, tus oídos se adaptan. Lo mismo ocurre con la pérdida de peso. Tu cuerpo se adapta a una dieta constante ralentizando su metabolismo. Una dieta exitosa requiere una estrategia intermitente, no constante. Restringir algunos alimentos todo el tiempo (control de las raciones) es distinto de restringir todos los alimentos parte del tiempo (ayuno intermitente). Esta es la diferencia crucial entre el fracaso y el éxito.
>
> –Doctor Jason Fung

4. El ayuno intermitente rompe el ciclo de la hiperinsulinemia persistente

Los consejos dietéticos convencionales nos fallan a las mujeres porque no tienen en cuenta nuestra respuesta hormonal a los alimentos. Las adaptaciones hormonales beneficiosas que se producen durante el ayuno son completamente distintas de la simple restricción calórica. Y esto se debe en parte a que el ayuno intermitente reduce la insulina y la resistencia a ella. Esta resistencia no solo depende de unos niveles elevados de insulina en el organismo, sino también de que esos niveles se mantengan así durante mucho tiempo. El ayuno intermitente ayuda a evitar que se desarrolle la resistencia a la insulina porque mantiene bajos los niveles de esta hormona durante largos periodos de tiempo.

Los estudios han comparado la restricción calórica diaria con el ayuno intermitente, y han mantenido un número similar de calorías ingeridas durante la semana. Se comparó una dieta de estilo mediterráneo con un treinta por ciento de grasa y restricción calórica diaria constante con la misma dieta con restricción severa de calorías durante dos días de la semana.[2] A lo largo de seis meses, la pérdida de peso y grasa corporal no difirió. Pero hubo importantes diferencias hormonales entre las dos estrategias. En la dieta restringida en calorías los niveles de insulina, el factor clave de la resistencia a la insulina y la obesidad a largo plazo, descendieron inicialmente, pero pronto se estancaron. Sin embargo, con el protocolo de ayuno intermitente, los niveles de insulina siguieron disminuyendo significativamente. La sensibilidad a la insulina mejoró solo con el ayuno, a pesar de que ambos grupos ingerían un número total de calorías similar. Dado que la diabetes tipo 2 es una enfermedad en la que se dan hiperinsulinemia y resistencia a la insulina, la estrategia del ayuno intermitente tiene éxito donde no lo tiene la restricción calórica.

Un segundo ensayo comparó dos dietas de adelgazamiento en adultos obesos.[3] El modelo de reducción calórica sustrajo 400 calorías diarias de las necesidades energéticas estimadas de cada participante de un grupo. El otro grupo comía normalmente los días de comida, pero cada dos días ingería cero calorías. En otras palabras, hicieron un ayuno de días alternos (ADA). El estudio duró veinticuatro semanas.

La conclusión más importante fue que el ayuno en días alternos era una terapia segura y eficaz que cualquiera podía seguir de manera razonable. Ambos grupos perdieron peso, y el grupo de ayuno obtuvo resultados ligeramente mejores. Esto coincide con la mayoría de los estudios, en los que a corto plazo cualquier dieta decente produce pérdida de peso. Sin embargo, la diferencia se encuentra en los detalles. El grupo de ayuno perdió casi el doble de grasa del tronco, que es la más peligrosa, ya que se acumula alrededor de los órganos. En porcentaje de masa grasa, el grupo de ayuno perdió casi seis veces la cantidad de grasa en comparación con el grupo que siguió el plan de calorías reducidas.

¿Qué ocurrió con el metabolismo en reposo de los participantes? Esta pregunta es importante porque es lo que determina el éxito a largo plazo. Si observas el cambio en la tasa metabólica en reposo entre los dos grupos de estudio, podrás ver la diferencia. Con la dieta hipocalórica, el metabolismo en reposo disminuyó 76 calorías al día. Con el ayuno, solo descendió 29 calorías al día (lo que no es estadísticamente significativo en comparación con el valor basal). Esto significa que, durante el estudio, la reducción calórica diaria causó casi dos veces y media más ralentización metabólica que el ayuno. Aunque muchas mujeres creen que el ayuno las llevará a un estado de inanición, este estudio demuestra que el ayuno intermitente hace justo lo contrario.

5. El ayuno intermitente no aumenta el hambre

Si alguna vez has seguido una dieta de restricción calórica, sabrás que hacer dieta te da más hambre. La razón por la que te resulta difícil dejar de comer cuando restringes las calorías es que aumenta la grelina. Tu cuerpo te está diciendo que quiere más combustible alimentario para restablecer su equilibrio energético. Lo que resulta fascinante es que esta hormona del hambre aumenta durante la restricción calórica, pero *no* durante el ayuno. El hambre no es una cuestión de fuerza de voluntad; es una cuestión hormonal: la grelina se eleva y tienes más hambre. Sin embargo, el ayuno no aumenta el hambre porque no incrementa tus niveles de grelina, ¡y eso hace que sea más fácil mantener el peso! Tienes menos hambre, por lo que empiezas a comer menos.

6. El ayuno intermitente previene la recuperación de peso

Desde hace mucho tiempo, el ayuno se ha considerado una forma muy eficaz de controlar la obesidad. En cambio, las dietas más recientes de restricción calórica diaria han sido un fracaso estrepitoso. El problema para la mayoría de las mujeres que siguen dietas de restricción calórica no es la pérdida de peso inicial, sino la *recuperación* de peso. Un estudio en el que se comparó la recuperación de peso en un grupo que seguía una dieta de restricción calórica y un segundo grupo que ayunaba descubrió que había una notable diferencia.[4]

El grupo de ayuno tendía a recuperar masa magra y seguir perdiendo grasa, mientras que el grupo de restricción calórica recuperaba tanto la grasa como la masa magra. Un hallazgo interesante fue que el grupo de ayuno declaró que a menudo continuaba ayunando incluso después de terminar el estudio. El ayuno intermitente les resultó más fácil de lo que esperaban y produjo resultados mejores y más duraderos.

En comparación con las dietas de restricción calórica, **el ayuno intermitente produce más pérdida de peso, más aumento de masa magra, más pérdida de grasa visceral, menos hambre, menos insulina y menos resistencia a la insulina.** Casi todas las sociedades médicas, los médicos, los dietistas y los principales medios de comunicación te aconsejarán que sigas una dieta restringida en calorías. Yo prefiero decirle a la gente que ayune de forma intermitente.

A lo largo de estos cuatro capítulos, hemos examinado los argumentos que respaldan el ayuno intermitente y hemos compartido casos reales para inspirarte y animarte a emprender tu propio viaje de ayuno.

La historia de Jana

Cuando conocí a Jana, tenía cincuenta y siete años, medía 1,57 metros y pesaba 80 kilos. El médico le diagnosticó prediabetes, y el optometrista había observado que empezaba a mostrar signos de daños oculares relacionados con esta dolencia. A Jana le aterrorizaba la idea de perder la vista.

Tras oír a unos amigos que una dieta muy baja en carbohidratos (cetogénica) podría ayudarla a perder peso y a reducir sus niveles de azúcar en sangre, Jana restringió sus carbohidratos a 25 gramos al día. Con esta dieta cetogénica, había perdido 27 kilos y mejorado su lectura de hemoglobina A1C, una medida de los niveles de azúcar en sangre, hasta el 5,8%. Pero se había estancado.

Por muy diligentemente que Jana siguiera su dieta cetogénica, no conseguía reducir sus resultados de hemoglobina

A1C lo suficiente como para ser considerada fuera del rango prediabético y no era capaz de perder más peso. Se sentía frustrada y vino a verme para informarse sobre el ayuno. Cuando revisamos su dieta, era evidente que había hecho algunos cambios maravillosos. Había aumentado la cantidad de grasas saludables que comía y, al mismo tiempo, reducido los carbohidratos. El problema era que Jana se pasaba todo el día picoteando, lo que estimulaba constantemente a su organismo a producir insulina. Le expliqué que no se trataba de comer menos, sino menos a menudo.

Le sugerí que para controlar su picoteo guardara las almendras que solía comer como tentempié a las nueve de la mañana y las añadiera a su almuerzo hacia el mediodía y que dejara el queso que solía comer a las cuatro de la tarde para la hora de la cena. Cuando desistió de picar a todas horas, Jana comenzó a hacer dos comidas al día (DCAD). Su peso empezó a bajar, y se animó lo suficiente como para eliminar todos los tentempiés e intentar ayunar durante veinticuatro horas tres veces por semana. En seis meses, alcanzó su peso objetivo de 59 kilos y frenó en seco su prediabetes. Sigue haciendo dos comidas al día con ayunos ocasionales de veinticuatro horas cuando le viene bien. Se siente de maravilla.

Puede que ahora que ya conoces la historia de Jana, te animes a iniciar tu propio ayuno. Aunque comprendo que quieras ayunar de inmediato para ver qué resultados tienes, es importante que entiendas cómo otras hormonas, aparte de la insulina, influyen en nuestra capacidad para alcanzar nuestros objetivos de salud. En la siguiente parte del libro, me centraré en cómo esas hormonas afectan a nuestro organismo.

Empezaremos examinando las repercusiones del estrés y el sueño en nuestro cuerpo, aprendiendo cómo el exceso de estrés y la escasez de sueño influyen profundamente en tu dieta y en tus niveles de insulina y cortisol. Después, dedicaremos tiempo a conocer las hormonas más específicas de la mujer y descubriremos cómo muchas de ellas interactúan con los trastornos femeninos.

Mi consejo es que, por mucho que quieras saltar al ayuno de inmediato, le dediques tiempo a la siguiente parte del libro. Cuanto mejor comprendas el funcionamiento de tu cuerpo y cómo influyen las hormonas en todo tu sistema, mejor podrás alcanzar con éxito tus objetivos de salud.

Conclusiones del capítulo cuatro

- El viejo dicho «somos lo que comemos» es cierto. Nuestro cuerpo responde al tipo de alimentos que consumimos aumentando o disminuyendo la producción de insulina. Por ejemplo, 150 calorías de refresco provocan una respuesta hormonal muy diferente a la de 150 calorías de alimentos nutritivos: unas conducen a la obesidad y a la enfermedad, y las otras no.
- Para gozar de una salud óptima, debemos seguir una dieta rica en grasas naturales, moderada en proteínas y baja en hidratos de carbono.
- El ayuno intermitente es completamente distinto de cualquier otra dieta que hayas probado antes, porque está diseñado para reducir la insulina, no las calorías. Hay seis diferencias cruciales entre el ayuno intermitente y otras dietas.
- El objetivo del ayuno es reducir al mínimo la cantidad y la frecuencia con que el cuerpo segrega insulina en respuesta a lo que comemos.

SEGUNDA PARTE

Cuando las hormonas causan estragos:

cómo el ayuno intermitente puede ayudar a regular las hormonas femeninas

5

Cortisol

Cómo el estrés crónico y la falta de sueño pueden impedir la pérdida de peso y grasa

• • • • •

«Cuando tengas cualquier dolencia común, sobre todo de tipo febril, no comas nada durante veinticuatro horas. Eso la curará. También curará el resfriado más rebelde. Ningún resfriado puede sobrevivir a veinticuatro horas seguidas de inanición».

Mark Twain

La sociedad exige mucho de las mujeres. A muchas nos estresa enormemente compaginar el cuidado del hogar y los hijos con las responsabilidades laborales. Los estallidos breves de estrés, lo que llamamos una respuesta rápida de estrés, nos ayudan a actuar con presteza en momentos de emergencia o a alcanzar un nuevo objetivo. Sin embargo, el estrés crónico –constante y continuo– causa estragos en las hormonas y el organismo. Y muchos de los medicamentos utilizados para tratar afecciones asociadas con el estrés, como la ansiedad y la depresión, contribuyen a la obesidad y al síndrome metabólico. Pero, como veremos en las páginas siguientes, hasta que consigamos controlar el estrés con eficacia, será muy difícil experimentar todos los beneficios del ayuno intermitente.

En este capítulo, nos ocuparemos del cortisol, la hormona que se activa cuando estamos estresados y cuando no dormimos lo suficiente. Muchos creemos que podemos escatimar en sueño para encajar todo lo demás, pero tenemos que darle prioridad para controlar nuestras hormonas y nuestro peso. Profundizaremos en la explicación científica del estrés y sus repercusiones, y luego te ofreceré algunos consejos prácticos sobre cómo puedes reducir el estrés en tu vida, utilizando técnicas como la meditación, el ejercicio y una mejor higiene del sueño. El objetivo es controlar tus niveles de cortisol para que consigas el éxito en el ayuno intermitente.

¿Qué es el cortisol?

El cortisol es una hormona que producimos en respuesta al estrés. En el Paleolítico, esta respuesta hormonal solía producirse a consecuencia de un estrés físico, como ser perseguido por un depredador.

El cortisol preparaba nuestro cuerpo para la acción: luchar o huir. Hoy en día, quizá no haya pumas en las inmediaciones, pero una llamada estresante con un empleado; un drama en el frente doméstico; el cuidado de niños, parientes mayores, mascotas o amigos, o incluso obligaciones de voluntariado –a menudo todo al mismo tiempo– pueden provocar la misma respuesta hormonal al estrés. Cualquier cosa que te estrese eleva tus niveles de cortisol. El cortisol aumenta el estado de alerta y disminuye la necesidad de dormir. ¿Conoces esa sensación de que la mente te da vueltas al final de un largo día? Es un signo de niveles elevados de cortisol.

Al aumentar el cortisol, se incrementa en gran medida la disponibilidad de glucosa. El cuerpo recurre a sus reservas de glucógeno de emergencia y descompone las proteínas para convertirlas en glucosa mediante la gluconeogénesis. Esta glucosa proporciona energía a los músculos que la necesitan, por ejemplo, para evitar que te devore ese puma que te persigue. Al mismo tiempo, el organismo reduce temporalmente sus actividades metabólicas no esenciales, como la digestión y la reparación de células dañadas, para disponer de toda su energía y sobrevivir al periodo estresante actual y a lo que surja.

En tiempos de nuestros antepasados, poco después de que aumentaran nuestros niveles de cortisol, agotábamos nuestras reservas de glucosa recién disponibles mientras luchábamos o huíamos de la amenaza. Tras este vigoroso esfuerzo físico, o estábamos muertos o el peligro había pasado. El cortisol volvía a un nivel bajo. El organismo es capaz de soportar los aumentos a corto plazo de cortisol y glucosa. Sin embargo, no se adapta bien el estrés crónico a largo plazo. Y en la actualidad muchas mujeres experimentan estrés crónico. Algunas mantienen elevados sus niveles de cortisol durante meses y años debido al estrés incesante y a la falta de sueño.

El cortisol eleva los niveles de insulina

A primera vista, el cortisol y la insulina parecen tener efectos opuestos. Por un lado, la insulina, como sabemos, es una hormona de almacenamiento. Cuando los niveles de insulina son elevados, se almacena energía en forma de glucógeno y grasa. El cortisol, por otra parte, prepara al cuerpo para la acción. Nuestra respuesta de lucha o huida saca la energía del almacenamiento y la transforma en sustancias fácilmente accesibles, como la glucosa. Parece poco probable que estas hormonas tengan efectos similares sobre el aumento de peso. Y, de hecho, con el *estrés físico a corto plazo*, la insulina y el cortisol desempeñan papeles opuestos. No obstante, la situación es muy distinta en el caso del *estrés psicológico a largo plazo*.

En la actualidad, los factores estresantes crónicos no físicos aumentan el cortisol. Por ejemplo, los problemas conyugales, los conflictos laborales, las discusiones con los hijos, el bombardeo constante de mensajes de texto y correos electrónicos, y la privación de sueño son factores estresantes graves a largo plazo. La glucosa entra en el cuerpo para prepararse para una pelea, pero después no hacemos un esfuerzo físico vigoroso para reducirla en sangre. En condiciones de estrés crónico, los niveles de glucosa permanecen elevados. No hay un esfuerzo físico vigoroso que permita quemar la glucosa y no se resuelve el factor estresante, por lo que la glucosa en sangre puede permanecer elevada durante meses. Los niveles crónicamente elevados de glucosa desencadenan la liberación de insulina. Y los niveles crónicamente elevados de cortisol provocan también un aumento de la insulina. Como sabes por el capítulo tres, la hiperinsulinemia hace que aumentes de peso.

La relación entre el cortisol, la insulina y la obesidad

En las dos secciones siguientes, haremos un rápido recorrido por las evidencias científicas que demuestran cómo interactúan el cortisol y la insulina en el organismo y el impacto que tienen. Es muy importante que comprendas cómo afectan a tu peso los niveles de cortisol (niveles de estrés) y cuán fundamental es que la reducción del estrés forme parte de tu trayectoria hacia el bienestar general. Así pues, empecemos.

Cuando el cortisol aumenta o disminuye, la insulina le sigue

Por supuesto que sí. El aumento de peso es uno de los efectos secundarios más comunes y conocidos del medicamento. Las dosis altas de prednisona provocan aumento de peso. Utilizando cortisol sintético (prednisona), podemos elevar la insulina experimentalmente. En el transcurso de un experimento unos voluntarios sanos recibieron 50 miligramos de cortisol cuatro veces al día durante cinco días. Los niveles de insulina se incrementaron un treinta y seis por ciento respecto al valor basal.[1] Otro estudio demostró que el uso de prednisona aumenta los niveles de glucosa un 6,5% y los de insulina un veinte por ciento.[2] Con el tiempo, también se desarrolla resistencia a la insulina.[3] Existe una relación dosis-respuesta directa entre el cortisol y la insulina. Por cada unidad de cortisol libre producida, el páncreas segregará diez veces más insulina.[4] En otras palabras, el uso prolongado de prednisona (cortisol sintético) puede provocar resistencia a la insulina o una diabetes tipo 2 en toda regla.[5] Múltiples estudios confirman que el aumento de cortisol provoca resistencia a la insulina.[6]

Si el cortisol aumenta la insulina, reducirlo debería bajar los niveles de esta hormona. Y así es. En un estudio de pacientes trasplantados que recibieron cortisol sintético durante años o décadas como parte de la medicación antirrechazo, cuando se les retiró la prednisona, sus niveles de insulina descendieron un veinticinco por ciento. El resultado fue una pérdida de peso del seis por ciento y una disminución del perímetro de la cintura del 7,7%.[7]

Como puedes ver, el aumento de insulina causado por el incremento de cortisol era perjudicial para la salud, del mismo modo que la disminución de cortisol e insulina ayudaba a reducir el peso y la cintura.

El cortisol eleva el azúcar en sangre, mientras que la insulina lo reduce. En cierto modo, deberíamos esperar una resistencia a la insulina con el cortisol, porque este aumento del azúcar en sangre provoca picos de insulina y, por tanto, con el paso del tiempo, resistencia a la misma. Y sabemos que la resistencia a esta hormona conduce directamente a un aumento de sus niveles (prediabetes) y a la obesidad.

El cortisol provoca aumento de peso y obesidad abdominal

¿El exceso de cortisol provocado por el estrés psicológico a largo plazo conduce al aumento de peso? Ciertamente, las pruebas anecdóticas parecen sugerir que el estrés conduce a la obesidad. Pero ¿qué dicen las pruebas científicas?

El estudio de pacientes con síndrome de Cushing, una enfermedad caracterizada por una producción excesiva de cortisol, ayuda a demostrar las repercusiones de este en la obesidad. En 1912, el neurocirujano Harvey Cushing describió originalmente a una mujer de veintitrés años que sufría aumento de peso, crecimiento excesivo de vello y pérdida de la menstruación, lo que dio nombre a esta enfermedad. Desde entonces, las investigaciones han demostrado que hasta un tercio de las personas con síndrome de Cushing tienen niveles elevados de azúcar en sangre y diabetes manifiesta.[8] Y los pacientes que toman prednisona u otros medicamentos corticoides similares durante periodos prolongados suelen desarrollar una redistribución particular de la grasa de las extremidades al tronco y la cara llamada obesidad troncular que es característica de quienes padecen este síndrome.[9] La expresión *cara de luna* se refiere a una acumulación de grasa extra a los lados de la cara. Y *joroba de búfalo* describe la grasa depositada alrededor de la base del cuello, entre los hombros. Sin embargo, el rasgo distintivo de esta enfermedad es el aumento de peso.

Tanto el cortisol como la prednisona provocan aumento de peso incluso en personas sin síndrome de Cushing. Muchos pacientes se quejan de que aumentan de peso por poco que coman y por mucho que hagan ejercicio. La prueba definitiva es esta: ¿alguien engorda al tomar prednisona? Si la respuesta es afirmativa, esto demuestra una relación causal y no una mera asociación. ¿La prednisona causa obesidad?

Si elevamos el cortisol, la gente engorda. Lo que todo esto significa es que **el cortisol provoca aumento de peso.**

Cualquier enfermedad que cause un exceso de secreción de cortisol provoca un aumento de peso. En una muestra aleatoria de la población general del norte de Glasgow (Escocia), los índices de excreción de cortisol estaban fuertemente correlacionados con el índice de masa corporal (IMC) y las medidas de la cintura.[10] Las personas que pesaban más tenían niveles de cortisol más elevados. En el aumento de peso relacionado con el cortisol la grasa se deposita especialmente en el abdomen, lo que da lugar a un aumento de la relación cintura-cadera (RCC). Esta distribución de la grasa es más peligrosa para la salud que la grasa generalizada, porque rodea nuestros órganos internos.

El cortisol podría actuar a través de los niveles elevados de insulina y la resistencia a la insulina, pero hasta ahora las investigaciones no han aclarado esta correlación. Puede haber otras vías de la obesidad aún por descubrir. Sin embargo, el hecho de que el exceso de cortisol provoca aumento de peso es innegable. Por extensión, el estrés crónico provoca aumento de peso. Muchas personas han comprendido intuitivamente esta conexión a pesar de la falta de pruebas rigurosas. Desde luego, tiene sentido. Mucho más sentido que la idea de que las calorías ocasionan un aumento de peso.

Y para ti, esto significa que **reducir el estrés es vital en tu proceso de pérdida de peso.**

Comprender el estrés

El estrés adopta dos formas: emocional o físico. La mayoría de la gente asocia el estrés emocional con emociones negativas, como una muerte en la familia o la presión del trabajo. Pero el estrés emocional puede ser tanto negativo como positivo. Las emociones positivas, como las asociadas a casarse o tener un nuevo bebé, pueden provocar respuestas de estrés en nuestro cuerpo. Yo planeé mi propia boda, que tuvo lugar en otro estado que no era donde vivíamos, y aunque el resultado fue maravilloso, el proceso fue estresante. Mudarse a la casa de tus sueños, tener una nueva mascota, renovar la cocina..., ¡todo ello es estresante, aunque sea bueno!

Podemos experimentar estrés emocional negativo si nos enfrentamos a malas noticias personales, a que las cosas parezcan fuera de control, a un divorcio, a una muerte o a acontecimientos globales negativos como una pandemia o una guerra. Curiosamente, el cuerpo responde hormonalmente de la misma manera tanto si el estrés emocional es positivo como negativo.

Cuando sentimos dolor, puede que tengamos estrés emocional negativo, pero también estamos experimentando estrés físico. Las infecciones provocan una respuesta de estrés en el organismo, al igual que la gripe, un hueso roto o un tobillo torcido. Y dormir mal provoca una inmensa cantidad de estrés en nuestro cuerpo. Le damos un gran valor a estar ocupados; sin embargo, el tiempo de inactividad es crucial para el organismo. Decimos a nuestros amigos que solo dormimos cinco horas como si fuera algo bueno, aunque dormir mal a la larga provoca estrés físico crónico. La diferencia entre una respuesta rápida al estrés y el estrés crónico es la duración. Lo que veo en muchos de mis clientes es una respuesta de estrés continua, que nunca o casi nunca desaparece. Sus cuerpos tienen el cortisol elevado, lo que hace que controlar las hormonas y el peso resulte extremadamente difícil. Cuesta reducir el estrés pero es crucial hacerlo.

En contra de lo que se suele creer, sentarse delante del televisor o del ordenador no es una buena forma de aliviar el estrés. Aliviar el estrés es un proceso activo. Descansar lo suficiente es uno de los pasos iniciales más importantes.

La conexión entre la falta de sueño, el estrés y la obesidad

Una de las principales causas del estrés crónico actual es la privación y la alteración del sueño. En 1910, la gente dormía una media de nueve horas al día. En 1960, los estadounidenses dormían una media de entre ocho a casi nueve horas por noche, y en 1995 esa cifra había descendido aún más, hasta siete horas. Más del treinta por ciento de los adultos de treinta a sesenta y cuatro años dicen dormir menos de seis horas.[11] Los trabajadores por turnos son especialmente propensos a la privación de sueño y a menudo afirman que duermen menos de cinco horas. Muchos de mis clientes, sobre todo mujeres, se enorgullecen de lo poco que duermen. La falta de sueño no es algo de lo que se pueda presumir. Un solo día de privación de sueño basta para aumentar los niveles de cortisol en más de un cien por cien.[12]

La falta de sueño conduce al aumento de peso

Los estudios han demostrado sistemáticamente una relación entre la corta duración del sueño, generalmente menos de siete horas, y el sobrepeso.[13] Estudios transversales de España, Japón y Estados Unidos, así como estudios longitudinales, como la National Health and Nutrition Examination Survey (NHANES I, 'encuesta nacional de examen de salud y nutrición') y la Women's Health

Initiative ('iniciativa de salud de la mujer'), confirman esta asociación.[14] El Quebec Family Study ('estudio familiar de Quebec') sugirió un incremento del veintisiete por ciento en el riesgo de aumento de peso con una menor duración del sueño.[15] Un estudio prospectivo de trece años sugirió incluso que cada hora extra de sueño se asociaba con una reducción del cincuenta por ciento en el riesgo de obesidad.[16] Otro estudio similar, de un año de duración, mostró que dormir menos de cinco horas por noche se asociaba con un aumento del noventa y uno por ciento del riesgo de obesidad. Dormir entre cinco y seis horas se asoció a una subida del riesgo del cincuenta por ciento.[17] Un metaanálisis de seiscientos noventa y seis estudios publicado en 2008 mostró que la corta duración del sueño aumentaba el riesgo de obesidad en un cincuenta y cinco por ciento en los adultos y en un ochenta y nueve por ciento en los niños. Por cada hora de privación de sueño, el IMC aumentaba 0,35 kg/m^2.[18]

Desde el punto de vista del gasto calórico, este hallazgo no tiene necesariamente sentido. Dormir menos debería aumentar el gasto energético, ya que cualquier actividad de vigilia gasta más calorías que el sueño. La teoría calórica sugeriría que la privación de sueño conduce a moverse más y a una menor probabilidad de obesidad. Sin embargo, ocurre lo contrario. Curiosamente, dormir más de ocho horas por noche también puede aumentar el riesgo de obesidad. El Western New York Health Study ('estudio sobre la salud en el oeste de Nueva York') descubrió que dormir entre seis y ocho horas por noche se asociaba con el menor riesgo de obesidad.[19] Dicho estudio concluyó que dormir «excesivamente» –más de ocho horas– aumentaba el riesgo de obesidad en un sesenta por ciento, pero dormir muy poco –menos de seis horas– *triplicaba* el riesgo.

La privación de sueño eleva los niveles de glucosa e insulina en sangre

La falta de sueño es un potente factor de estrés psicológico. Estimula el cortisol, lo que provoca un aumento del azúcar en sangre; activa el sistema nervioso simpático (nuestra respuesta de lucha o huida), y da lugar a niveles elevados de insulina y resistencia a la insulina. En un estudio, la privación de sueño provocó niveles de cortisol entre un treinta y siete y un cuarenta y cinco por ciento más elevados a la noche siguiente.[20]

Los investigadores pueden medir el uso de glucosa por parte del cerebro mediante un tipo de imagen denominado tomografía por emisión de positrones (PET, por sus siglas en inglés). El consumo de glucosa por el cerebro disminuye durante la privación de sueño y probablemente contribuye a la confusión mental que todos experimentamos cuando estamos somnolientos. Un estudio descubrió que la tolerancia a la glucosa en voluntarios sanos a los que se restringió el sueño a cuatro horas disminuyó un cuarenta por ciento. Su respuesta a la glucosa en el desayuno fue lo bastante elevada como para clasificar a estos individuos, antes normales, ¡como prediabéticos! Y sus niveles de cortisol aumentaron hasta cerca del veinte por ciento.[21]

Otros estudios han confirmado que es posible inducir resistencia a la insulina en voluntarios sanos simplemente restringiendo el sueño a cuatro horas por noche, aunque solo sea una noche.[22] Tras seis días de restricción del sueño, los voluntarios eran un cincuenta por ciento menos sensibles a la insulina. En un estudio japonés realizado con hombres, pero que en mi experiencia clínica sigue siendo relevante para las mujeres, la reducción de la duración del sueño aumentó el riesgo de diabetes tipo 2.[23]

La falta de sueño provoca un aumento del apetito

Tanto la leptina como la grelina, hormonas clave en el control de la grasa corporal y el apetito, se ven afectadas por el sueño. La leptina aumenta de forma constante cuanto más se duerme. Los niveles más altos de leptina regulan la grasa corporal de manera descendente, haciéndonos más delgados. Por el contrario, la grelina, la hormona del hambre, disminuye de forma constante con más horas de sueño. Una grelina más baja significa menos hambre. El Quebec Family Study descubrió que la corta duración del sueño se asociaba con un mayor peso corporal, una disminución de la leptina y un aumento de la grelina.[24] La privación de sueño de solo cuatro horas durante dos noches elevó la grelina un veintiocho por ciento y redujo la leptina un dieciocho por ciento, con el consiguiente aumento del hambre y el apetito. ¿Quién puede negar los antojos nocturnos? Muchos restaurantes de comida rápida atienden ahora este fenómeno con un servicio de veinticuatro horas.

Curiosamente, la privación de sueño en condiciones de poco estrés no disminuye la leptina ni aumenta el hambre.[25] Esto sugiere que lo perjudicial no es la pérdida de sueño, sino el hecho de que la interrupción activa las hormonas del estrés y los mecanismos del hambre.

Lo que todo esto significa concretamente para ti es que la privación de sueño socavará cualquier esfuerzo que hagas por perder peso. Un sueño adecuado no solo es esencial para restablecer la función cerebral, sino también para prevenir las consecuencias metabólicas del cortisol elevado y la resistencia a la insulina.

El estrés y la privación de sueño forman un círculo vicioso

La falta de sueño provoca estrés. Sin embargo, el estrés también puede causar privación de sueño. El aumento del cortisol o el tratamiento con prednisona, por ejemplo, suelen causar insomnio porque activan el sistema nervioso simpático del organismo, o sistema de lucha o huida. Los pacientes a menudo describen la sensación de tener «demasiada energía». Se trata de un típico círculo vicioso. También vemos cómo funciona este ciclo con la obesidad. La obesidad puede causar el problema de la apnea obstructiva del sueño, en la que los pacientes dejan de respirar momentáneamente durante el sueño. Los episodios repetidos provocan tremendas alteraciones del sueño normal. Esta privación del sueño aumenta entonces el estrés, lo que conduce a más obesidad.

Un interesante experimento natural sobre la privación de sueño tuvo lugar en Corea del Sur.[26] Se impuso un toque de queda a las diez de la noche en las escuelas de tutoría nocturna. Las encuestas de seguimiento revelaron que cada aumento de una hora en la duración del sueño conducía a una reducción de 0,56 kg/m^2 en el IMC y a una disminución del 4,3% en la obesidad de los adolescentes afectados. Según mi experiencia clínica, los resultados se aplican también a las mujeres adultas. Cuando mis clientas incorporan el sueño a sus horarios y reducen el estrés, observan resultados mucho mejores en sus cuerpos con sus planes de ayuno.

Consejos para vencer el estrés y dormir más

Puede que ya tengas tu forma favorita de controlar el estrés. Quizá sea la meditación de atención plena, el yoga, la terapia de masajes o el ejercicio. Todos ellos son métodos estupendos y probados a lo largo del tiempo. Los estudios sobre intervenciones de atención plena utilizaron el yoga, las meditaciones guiadas y las charlas en grupo para reducir con éxito el cortisol y la grasa abdominal.[27] Pero independientemente del método que elijas, te recomiendo que cuando inicies tu plan de ayuno elijas uno y lo incorpores. ¡No conviertas la reducción del estrés en una actividad estresante!

Prueba a elegir un método para aliviar el estrés y céntrate en él. El primero en el que me gusta que se centren mis clientes es aumentar la cantidad de horas que duermen: esto reduce el estrés crónico y ayuda a la recuperación.

• FORMAS SENCILLAS Y EFICACES DE MEJORAR EL SUEÑO •

- Duerme en completa oscuridad.
- Duerme con ropa holgada.
- Mantén tu dormitorio ligeramente fresco.
- Mantén todas las pantallas –televisores, ordenadores portátiles, teléfonos– fuera de tu dormitorio. (Esto puede ser difícil, pero los clientes que lo siguen logran avanzar mucho más hacia el bienestar).
- Acuéstate siempre a la misma hora.
- Intenta dormir entre siete y nueve horas cada noche.
- Procura salir a la luz en cuanto te levantes; por ejemplo, podrías tomarte el café al aire libre.

La historia de Lisa

A Lisa le costaba perder peso y tenía dificultades para controlar la diabetes tipo 2. Cuando la conocí, acababa de perder a su marido, estaba lidiando con problemas familiares y trabajaba como enfermera especializada en cardiología en una unidad de cuidados intensivos. Cuando empezó a intentar ayunar, se dio cuenta de que la comida era su mejor amiga y de que le servía de entretenimiento cuando estaba aburrida y de consuelo mientras lloraba a su marido. Durante los días estresantes en el trabajo, con la política del hospital y los pacientes moribundos, lo único que la consolaba era la comida. Esta relación con los alimentos hacía que le resultara difícil ayunar y perder peso. De manera que empezó a probar diversas formas de reducir el estrés e incorporó la meditación como método principal.

Cuando encontró la mejor forma de reducir el estrés y aumentar las horas de sueño, su ayuno se volvió mucho más eficaz. ¡Tan eficaz que pasó de ser cliente a ser *coach*! Ha perdido sesenta y ocho kilos y ha revertido su diabetes tipo 2. Mi maravillosa colega Lisa Chance me ha permitido compartir contigo su lista de treinta y nueve formas de reducir el estrés y disminuir el cortisol.

Treinta y nueve formas de disminuir tu cortisol

1. Medita.
2. Haz yoga.
3. Realiza estiramientos.
4. Practica taichí.
5. Ve a clases de pilates.
6. Camina por un laberinto.
7. Date un masaje.
8. Cuida tu jardín.
9. Baila con música relajante y positiva.
10. Dedícate a una afición tranquila y gratificante.
11. Colorea por placer.
12. Dedica cinco minutos a concentrarte en tu respiración.
13. Sigue un horario de sueño constante.
14. Escucha música relajante.

15. Pasa tiempo riendo y divirtiéndote con alguien. (Sin comida ni bebida de por medio).
16. Juega con una mascota. (También reduce el nivel de cortisol de estos animales).
17. Aprende a reconocer los pensamientos estresantes y empieza a:

    - Entrenarte para ser consciente de tus pensamientos, respiración, ritmo cardiaco y otros signos de tensión, y así reconocer el estrés cuando empieza.
    - Centrarte en ser consciente de tus estados mentales y físicos, para que puedas convertirte en una observadora objetiva de tus pensamientos estresantes en lugar de ser víctima de ellos.
    - Reconocer los pensamientos estresantes para reaccionar ante ellos de forma consciente y deliberada. Un estudio de cuarenta y tres mujeres que participaron en un programa basado en la atención plena demostró que la capacidad de describir y expresar el estrés estaba relacionada con una menor respuesta de cortisol.[28]

18. Practica la fe y participa en la oración.
19. Realiza actos de generosidad.
20. Perdona a los demás. E incluso (o sería mejor decir *especialmente*) a ti misma.
21. Practica la atención plena, sobre todo cuando comas.
22. Bebe té negro y verde.
23. Come alimentos probióticos y prebióticos. Los probióticos son bacterias simbióticas amistosas presentes en alimentos como el yogur, el chucrut y el kimchi. Los

prebióticos, como la fibra soluble, proporcionan alimento a estas bacterias. (¡Asegúrate de que no contienen azúcar!).

24. Toma aceite de pescado o de krill.
25. Escribe una lista de agradecimientos.
26. Toma magnesio.
27. Prueba la ashwagandha, un suplemento herbal asiático utilizado en la medicina tradicional para tratar la ansiedad y ayudar a las personas a controlar el estrés.
28. Toma la luz del sol o exponte a una fuente de luz nada más levantarte (también es ideal para combatir el trastorno afectivo estacional).
29. Evita la luz azul por la noche utilizando gafas naranjas o ámbar si usas aparatos electrónicos. (Algunas gafas de sol también sirven). Pon lámparas con bombillas naranjas (como las lámparas de sal) en cada habitación, en lugar de encender las luces brillantes del techo, al anochecer.
30. Mantén relaciones afectivas sanas.
31. Libérate de la culpa.
32. ¡Bebe agua! ¡Mantente hidratada! La deshidratación aumenta el cortisol.
33. Prueba la técnica de liberación emocional, una estrategia de *tapping* destinada a reducir el estrés y activar el sistema nervioso parasimpático (nuestro sistema de descanso y digestión).
34. Hazte un tratamiento de acupuntura.
35. Date un baño de bosque (*shinrin-yoku*): visita un bosque y respira el aire que desprende.
36. Escucha ritmos binaurales.

37. Utiliza una esterilla de enraizamiento o sal al jardín descalza.
38. Siéntate en una mecedora; el movimiento tranquilizador es similar al que se producía en el útero.
39. Para que tu cortisol fluya (que es lo que nos conviene que haga), termina la ducha o el baño con un minuto (o tres) bajo el agua fría.

–Lisa Chance

Por regla general, las mujeres tienen que hacer malabarismos con muchos papeles en su vida, y me doy cuenta de que muchas de mis clientas están estresadas y fatigadas. A la mayoría les viene bien comprender lo difícil que es perder peso cuando el cortisol está elevado. Espero que, conforme vayas avanzando en el libro, seas capaz de reducir tus propios niveles de cortisol.

El cortisol no es la única hormona que causa estragos en el organismo. A continuación, veremos el estrógeno, una hormona que ocasiona problemas a muchas mujeres cuando se vuelve dominante.

Conclusiones del capítulo cinco

- El estrés adopta formas tanto físicas como emocionales y, con independencia de que sea positivo o negativo, eleva los niveles de cortisol.
- Los niveles elevados de cortisol se asocian con niveles elevados de insulina y aumento de grasa.
- La falta de sueño incrementa enormemente los niveles de cortisol.

- Reducir el estrés y aumentar las horas de sueño son dos formas de mejorar tus probabilidades de éxito con el ayuno intermitente.
- Hay muchas maneras de reducir el cortisol, y recomiendo a todo el mundo que pruebe distintos métodos, de uno en uno, hasta que encuentre lo que le funciona.

6

Hormonas sexuales femeninas, 1.ª parte

Cómo la dominancia del estrógeno altera la menstruación y el metabolismo

• • • • •

«Quien come hasta enfermar debe ayunar hasta sanar».

Proverbio inglés

Las hormonas femeninas influyen en todos los sistemas del organismo, y es importante comprender cómo. En este capítulo hablaremos un poco más sobre qué son las hormonas y cómo actúan las principales hormonas femeninas en tu cuerpo, antes de centrarnos en el estrógeno. Es fundamental pensar específicamente en esta hormona porque muchas mujeres padecen síntomas de dominancia estrogénica. Si te identificas con el contenido de este capítulo, esta información te ayudará a medida que avances en tu viaje de ayuno, reforzando tu mentalidad y guiándote al establecer objetivos de curación.

Empecemos por lo más básico. Quiero compartir contigo todo lo que sé y todo lo que he aprendido tanto en el ámbito clínico como en el personal, para que dispongas de la información más actualizada y útil.

Introducción a las hormonas femeninas

Las hormonas, como el cortisol y la insulina, son sustancias químicas que funcionan como mensajeros en el cuerpo. Piensa que tus hormonas son como los conductores de un vehículo. Transportan mensajes por tu organismo de la forma más eficaz, siguiendo la ruta más eficiente, ¡como haría un conductor de Uber!

Nuestras glándulas endocrinas, que están distribuidas por todo el cuerpo, segregan estas sustancias químicas para que los mensajes hormonales puedan enviarse a todo el organismo con el fin de controlar nuestro yo físico y emocional. Aquí tienes algunos ejemplos de cómo regulan nuestro cuerpo las hormonas:

- La altura está estrechamente regulada por la hormona del crecimiento humano.
- El crecimiento óseo, a su vez, está regulado por la hormona paratiroidea.
- La insulina y el glucagón, entre otras hormonas, se encargan de regular los niveles de azúcar en sangre.
- La testosterona y el estrógeno regulan los sistemas reproductivos.

La lista es interminable. Cualquier función corporal que puedas imaginar está sometida a algún sistema regulador, que suele ser hormonal (endocrino, paracrino, autocrino, etc.).

Para que el cuerpo funcione de forma óptima nuestras hormonas deben estar en el equilibrio adecuado. Todas las hormonas se metabolizan en el hígado, lo que significa que se descomponen en sus partes inactivas y activas. En ocasiones, esas partes inactivas son tóxicas para el organismo. La función del hígado consiste en neutralizar las sustancias tóxicas producidas durante este metabolismo. Algunos factores genéticos y deficiencias de nutrientes impiden que el hígado cumpla su función, por lo que la sustancia tóxica permanece en el cuerpo. Por lo tanto, este metabolismo es fundamental para la buena salud, y cuando no funciona bien, provoca desequilibrios hormonales.

Cuando nuestras hormonas están equilibradas, no nos acordamos de ellas porque nuestro cuerpo funciona eficazmente y nos sentimos bien. Sin embargo, cuando se desequilibran, sentimos pereza, no podemos concebir y agravamos los problemas de salud existentes o desarrollamos otros nuevos. El desequilibrio hormonal nos obliga a prestar atención a nuestro cuerpo. Muchos de los problemas de salud a los que nos enfrentamos como mujeres cisgénero se deben a desequilibrios hormonales, sobre todo a los desequilibrios que afectan a nuestras hormonas sexuales. La mayoría de las mujeres experimentan síntomas de desequilibrio hormonal en algún momento de su vida. Algunos, como los dolores de cabeza, el acné o la niebla cerebral, son relativamente frecuentes. Aquí tienes una lista parcial de otros trastornos habituales relacionados con un desequilibrio de las hormonas sexuales femeninas, muchos de los cuales es posible que reconozcas:

- fluctuación de peso
- problemas gastrointestinales, como dolor abdominal, diarrea, vómitos y estreñimiento
- infertilidad

- periodos irregulares
- bajo deseo sexual
- problemas de salud mental
- cambios de humor
- mala calidad del sueño
- azúcar inestable en sangre
- sequedad vaginal
- cáncer de mama

Controlar el peso mediante el ayuno intermitente es una parte clave del equilibrio de nuestras hormonas para mejorar y prevenir muchas afecciones, incluidas las dos más comunes: la dominancia estrogénica y el síndrome de ovario poliquístico.

Antes de ver qué ocurre cuando nuestras hormonas están desequilibradas, es útil conocer un poco cada una de las hormonas sexuales femeninas: qué hacen y cómo afectan al organismo. Empezaremos por el estrógeno y la progesterona, las dos hormonas con las que las mujeres suelen estar más familiarizadas, y luego recorreremos rápidamente las otras cuatro hormonas sexuales femeninas (menos conocidas).

Estrógenos: estradiol, estriol y estrona

El estrógeno es una de las dos hormonas que las mujeres asocian con su ciclo menstrual. En realidad, hay tres tipos de estrógeno en el cuerpo, y el principal es el estradiol. En la primera parte del ciclo menstrual, los niveles de estradiol aumentan, provocando la maduración y liberación de un óvulo y engrosando el revestimiento del útero, listo para que ese óvulo se implante.

El *estradiol* es la más importante de las tres formas de estrógeno de las mujeres. Se produce principalmente en los ovarios, y cuando está equilibrado, nos hace sentir bien (en cambio, cuando está desequilibrado, puede causar muchos problemas). Impide que desarrollemos resistencia a la insulina y ganemos peso, y nos protege contra las enfermedades cardiovasculares. Además, alivia los síntomas de ansiedad y depresión. Durante las dos primeras semanas de nuestro ciclo menstrual, cuando el estradiol está alto, nos sentimos invencibles y muy sensuales. Como ocurre con todas las hormonas, el exceso puede ser problemático, y muy poca cantidad nos hace sentir decaídas e inseguras. Los cambios de humor, por ejemplo, suelen ser el resultado de una fluctuación de esta hormona, acompañada de un alto nivel de progesterona. Al entrar en la menopausia, nuestro cuerpo no produce tanto estradiol. Las glándulas suprarrenales, las diminutas glándulas situadas encima de los riñones que secretan cortisol y producen las hormonas sexuales, ayudan a compensar el descenso produciendo otra forma de estrógeno llamada estrona (que veremos en un momento).

El *estriol* es la segunda de las tres formas de estrógeno que produce la mujer de forma natural. Normalmente, el cuerpo solo lo produce en cantidades muy pequeñas, pero a partir de la octava semana de embarazo, aproximadamente, la placenta secreta estriol en mayores cantidades y sigue produciéndolo hasta que nace el bebé. Por lo demás, su función es bastante insignificante.

La *estrona*, la tercera de las tres formas de estrógeno que producimos las mujeres, la producen nuestras células adiposas y glándulas suprarrenales. Cuando entramos en la menopausia y nuestro cuerpo produce menos estradiol, la estrona se convierte en la forma predominante de estrógeno en el cuerpo. Las mujeres obesas tienden a producir más estrona a partir de sus tejidos grasos, y un exceso de estrona puede contribuir a la aparición de tumores (fibromas) y cáncer (cáncer de endometrio). También podría causar problemas importantes cuando se metaboliza en el hígado.

El metabolismo de los estrógenos es crítico y es un importante factor predictivo de cómo envejecemos. Veremos las distintas vías de metabolización del estrógeno más adelante en este capítulo.

Progesterona

La progesterona se produce predominantemente en el ovario durante la segunda mitad del ciclo menstrual. Cuando se libera un óvulo del ovario en la ovulación, lo que queda del folículo que contenía el óvulo se convierte en el cuerpo lúteo y libera progesterona. Para preparar el cuerpo para el embarazo si el óvulo es fecundado, aumentan los niveles de progesterona. Esta recorta el revestimiento endometrial que se había engrosado gracias a la influencia de los estrógenos. Estas dos hormonas trabajan en una asociación equilibrada para impedir que el revestimiento del útero se vuelva demasiado grueso, lo que puede provocar cáncer. Sin embargo, a medida que envejecemos, la producción de progesterona disminuye y perdemos este equilibrio.

CÓMO ALTERA LA MENSTRUACIÓN Y EL METABOLISMO LA DOMINANCIA DEL ESTRÓGENO

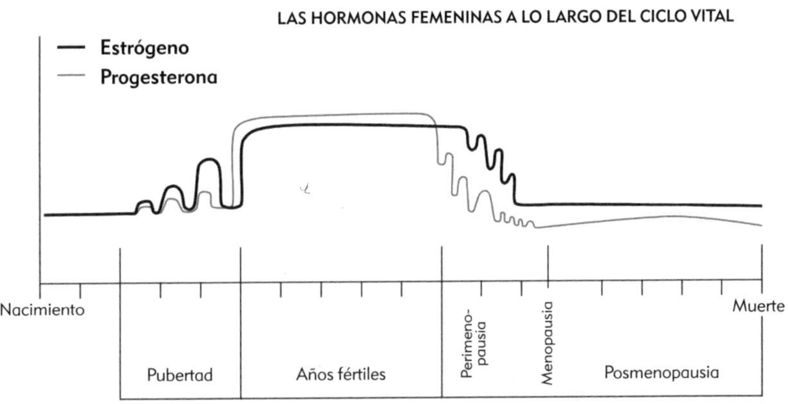

Si el óvulo no es fecundado, el cuerpo lúteo se rompe, los niveles de progesterona descienden y comienza un nuevo ciclo menstrual. La progesterona ayuda a regular la ovulación e influye en el estado de ánimo. Se la conoce como la hormona de la diversión y el sueño, o a veces como la hormona del embarazo porque ayuda a crear las condiciones ideales para que el feto crezca. La progesterona es clave en la terapia hormonal sustitutiva, que ha sido una vía terapéutica controvertida.[1]

La progesterona baja se asocia a irregularidad menstrual, cambios en el apetito, libido baja, sofocos, migrañas, depresión, ansiedad y otras fluctuaciones del estado de ánimo. Muchas mujeres tienen problemas para conciliar el sueño a medida que envejecen porque no producen suficiente progesterona. A mi suegra, por ejemplo, le costaba dormir más de tres horas por noche. Hace seis meses, empezó a tomar suplementos de progesterona bioidéntica (que no es lo mismo que la terapia hormonal sustitutiva) y ahora duerme noches enteras, ha perdido peso y tiene las hormonas equilibradas.

Dehidroepiandrosterona (DHEA)

La DHEA es producida casi exclusivamente por la glándula suprarrenal (aunque los ovarios producen una cantidad menor). Se trata de una hormona precursora y un andrógeno débil, lo que significa que tiene poco efecto por sí sola, pero se vuelve potente cuando se convierte en otras hormonas, como la testosterona o el estrógeno. Principalmente se convierte en androstenediona, que a su vez se convierte en testosterona o estrógeno. La DHEA alcanza su punto máximo entre los veinte y los treinta años, y se espera un descenso lento con la edad. Esta hormona produce aproximadamente el setenta y cinco por ciento de los estrógenos antes de la menopausia y el cien por cien después.

Esta hormona aparece en la orina como sulfato de DHEA, androsterona y etiocholanolona, y la mejor forma de evaluar la producción total de DHEA en el organismo es sumar estos tres metabolitos. Cuando la DHEA está elevada, es mucho más probable que las mujeres tengan acné o vello facial, que están asociados al SOP.

Hormona foliculoestimulante (FSH, por sus siglas en inglés)

La FSH es liberada por la hipófisis al torrente sanguíneo y, al igual que la hormona luteinizante (más adelante hablaremos de ella), es esencial para el correcto desarrollo y funcionamiento de los ovarios (y los testículos). En la primera parte del ciclo menstrual, la FSH estimula el crecimiento de los folículos del ovario. De forma similar a la asociación entre el estradiol y la progesterona, el equilibrio entre la hormona luteinizante y la foliculoestimulante es fundamental. Alrededor del día dieciocho del ciclo menstrual, si la primera excede en mucho a la segunda, el cuerpo no liberará un óvulo. Las mujeres con SOP tienen este desequilibrio hormonal, que les impide liberar un óvulo en el momento adecuado.

Hormona luteinizante (LH, por sus siglas en inglés)

Esta hormona la libera la hipófisis y es importante para regular el funcionamiento de los ovarios (y los testículos). En la primera parte del ciclo menstrual, la LH estimula los folículos del ovario para que produzcan estradiol. A continuación, desencadena la liberación de un óvulo del ovario (ovulación). Después de la ovulación, la LH estimula el cuerpo lúteo para que libere progesterona que favorezca el embarazo. La hormona luteinizante desempeña un papel fundamental en el mantenimiento de la fertilidad, por lo que es esencial para las personas con SOP. La LH actúa en sinergia con la FSH para estimular el crecimiento folicular y la ovulación.

Testosterona

Pensamos que la testosterona es una hormona masculina, pero se produce tanto en los ovarios como en la glándula suprarrenal. La testosterona es precursora del estradiol y regula la secreción de LH y FSH. Normalmente, los niveles de testosterona disminuyen con la edad. Los niveles de testosterona en la perimenopausia pueden aumentar antes de volver a disminuir. Si las mujeres tienen un nivel bajo de testosterona disponible, no pueden desarrollar músculo, lo que aumenta el riesgo de problemas de salud relacionados con la edad, ya que perdemos la capacidad de producirla a medida que envejecemos. Con frecuencia, el exceso de testosterona en las mujeres causa acné e hirsutismo y se asocia al SOP.

Dominancia de estrógenos

El estrógeno desempeña un papel importante para las mujeres, y no solo para nuestro sistema reproductor. El estrógeno favorece la salud ósea, protege nuestro sistema cardiovascular e influye en nuestro estado de ánimo y comportamiento. El exceso de estrógeno puede provocar varias formas de cáncer, así como SOP, síndrome premenstrual y endometriosis. Aunque nuestra genética desempeña un papel en la forma en que el organismo produce y metaboliza los estrógenos, nuestro estilo de vida también influye. Y la forma en que se metaboliza el estrógeno es más importante de lo que la mayoría de nosotras pensamos. En algún momento de su vida, prácticamente todas las mujeres de Estados Unidos sufren dominancia estrogénica.

Tanto el exceso de grasa corporal como el estrés elevado contribuyen a elevar los niveles de estrógenos, al igual que tomar algunos medicamentos, como las píldoras anticonceptivas, beber mucho alcohol o hacer cualquier cosa que perjudique el correcto funcionamiento del hígado. Veamos las dos razones principales por las que los niveles de estrógenos pueden ser elevados: tu cuerpo produce demasiados estrógenos (o no produce suficiente progesterona para mantener el equilibrio) o bien no descompone los estrógenos y no los elimina.

La dominancia de estrógenos y el ciclo menstrual

La primera mitad del ciclo menstrual se conoce como fase folicular. En los ovarios, empiezan a crecer unos pequeños depósitos de líquido denominados folículos, porque los niveles de estrógeno están empezando a aumentar. Cada uno de estos folículos tiene el potencial de liberar un óvulo. Justo antes de la ovulación, el estrógeno aumenta, provocando la liberación de la hormona luteinizante de la hipófisis y estimulando el folículo primario para que libere el óvulo. Esta liberación se conoce como ovulación y generalmente ocurre hacia la mitad del ciclo. La segunda mitad del ciclo se conoce como fase lútea. Tras la liberación del óvulo, el folículo sobrante se cierra, se denomina cuerpo lúteo y empieza a producir progesterona. Si el óvulo no es fecundado ni se implanta un embrión en el útero, las hormonas descienden y el cuerpo se desprende del revestimiento uterino en el periodo menstrual.

Si no ovulas o no ovulas bien, tus niveles de progesterona no son saludables, lo que reduce las posibilidades de implantación y aumenta el riesgo de aborto. Si tus niveles de estrógeno no son saludables, puede que no se estimule el aumento de LH necesario para provocar la ovulación, lo que significa que no liberas un óvulo.

Los síntomas comunes de la dominancia de estrógenos asociados al ciclo menstrual son la sensibilidad mamaria, los cambios de humor y las hemorragias abundantes. No metabolizar correctamente los estrógenos podría indicar un problema mayor con el folato, que es fundamental para el desarrollo fetal. Una prueba que revele tu patrón hormonal a lo largo del mes puede mostrar subidas, bajadas o niveles planos anormales.

EL CICLO MENSTRUAL

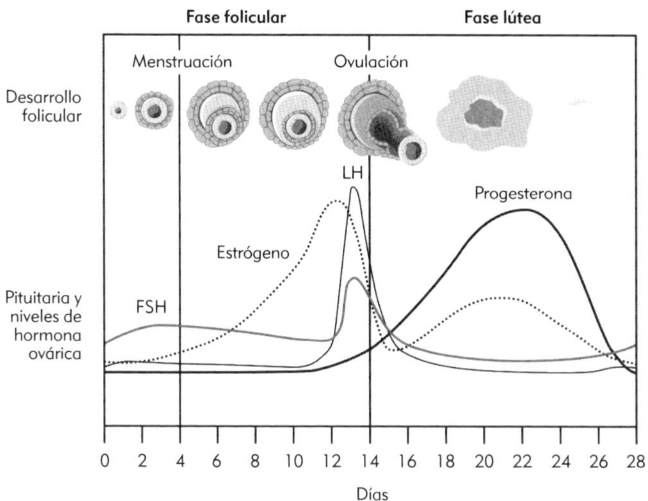

La historia de Jasmyn

Jasmyn tenía veintiún años y llevaba tres sin menstruar cuando se presentó a la consulta con su madre. Aunque ella no estaba segura de querer tener hijos algún día, su madre quería asegurarse de que tuviera esa opción. A Jasmyn no le preocupaba su salud; en cambio, su madre estaba tan frustrada y disgustada por la falta de menstruación de Jasmyn que había provocado discusiones constantes. Sospechaba que la dominancia de estrógenos podía ser la razón por la que su hija no menstruaba.

Cuando su madre nos dejó solas para charlar, Jasmyn y yo hablamos de su estilo de vida y de lo que podría cambiar.

No estaba dispuesta a modificar su dieta. Trabajaba en un restaurante de comida rápida y le gustaba comer fuera con los amigos. Le costaba comprar comida de mejor calidad debido a las elevadas tasas académicas y al coste de la vida. Acordamos que se comprometería a ayunar tres veces a la semana durante cuarenta y dos horas cada vez. Los otros dos días, comería dos veces y dejaría de picar entre las dos comidas.

Tres meses después, Jasmyn tuvo la regla. En los meses siguientes, siguió menstruando aproximadamente cada veintiocho días. Aun así, continuó con sus ayunos de cuarenta y dos horas tres veces por semana durante dieciocho meses, antes de pasar a un protocolo de dos comidas al día (DCAD).

Varios años después, Jasmyn volvió a verme porque había empezado a engordar. Seguía teniendo una menstruación normal, pero no podía perder fácilmente el peso sobrante. Empezó de nuevo los ayunos más largos, siguiendo el mismo protocolo que antes, pero esta vez también siguió una dieta moderada baja en carbohidratos (de 50 a 100 gramos de carbohidratos al día). Al cabo de un año, había recuperado un peso saludable y sus migrañas, que son un síntoma frecuente de la dominancia estrogénica, habían remitido.

En la actualidad, Jasmyn sigue haciendo dos comidas diarias bajas en hidratos de carbono y ricas en grasas saludables para controlar su peso y su menstruación.

Dominancia estrogénica y metabolismo

Metabolizamos el estrógeno en el hígado, mediante un proceso de dos fases para desintoxicarlo y excretarlo. La primera fase se denomina *hidroxilación*. Cuando el estrógeno se descompone, es tóxico. Añadir una sola molécula de oxígeno y otra de hidrógeno al estrógeno –la hidroxilación– neutraliza la toxicidad. Durante esta etapa, las enzimas descomponen el estrógeno utilizando una de tres vías diferentes. Cada vía describe la colocación de las moléculas de oxígeno e hidrógeno en el estrógeno, que puedes imaginarte como plazas de aparcamiento. La primera vía es la vía 2-OH (2-hidroxi). Si el oxígeno y el hidrógeno están aparcados en la plaza 2-OH, es la plaza de aparcamiento correcta: la vía hacia el paraíso. Todo lo que sigue esta vía puede metabolizarse adecuadamente, lo que significa que todas las propiedades tóxicas pueden neutralizarse y los metabolitos resultantes son estrogénicamente inactivos. Es conveniente que los tres estrógenos pasen por *esta* vía, y cuando lo hacen, nos sentimos estupendamente.

Pero hay otras dos vías en las que las cosas empiezan a ir mal. ¡No son buenas para aparcar! La vía 4-OH (4-hidroxi) es problemática. El estrógeno que utiliza esta vía no se descompone completamente. Los metabolitos estrogénicos resultantes siguen siendo parcialmente activos y pueden dañar tu ADN, lo que provoca ciertos tipos de crecimiento tisular y cánceres. La vía 16 α-OH (16 α-hidroxi) es aún peor; al igual que la vía 4-OH, el estrógeno que utiliza no se descompone completamente y puede dar lugar a crecimientos como fibromas, tumores, pólipos y cánceres.

La segunda fase del metabolismo del estrógeno consta de dos partes. La primera parte se denomina *metilación*. Tanto el 2-OH como el 4-OH implican este paso, que desintoxica aún más el estrógeno (o en el caso de la vía del 2-OH crea metabolitos beneficiosos a partir de él). Los metabolitos de la 16 α-OH no sufren metilación y, por tanto, siguen siendo más activos. La segunda parte de la segunda fase se denomina *glucuronidación*, y en esta etapa los metabolitos de las tres vías se mezclan con ácido glucurónico y se excretan del organismo.

La conclusión es que si el estrógeno no abandona el cuerpo a través de la vía 2-OH, las toxinas restantes provocan una dominancia del estrógeno. El aumento de peso, el cortisol elevado debido al estrés y el alcohol provocan un aumento de estrógenos. Lo mismo ocurre con la edad. A medida que cesa el ciclo menstrual y nuestro cuerpo deja de producir progesterona de forma natural, los niveles de estrógeno pueden aumentar excesivamente. Y además de los tumores y cánceres antes mencionados, el predominio de estrógenos también puede provocar resistencia a la insulina.

La forma en que metabolizamos los estrógenos está determinada en gran medida genéticamente. Por desgracia, no podemos controlar si nuestro cuerpo descompone el estrógeno a través de la vía 2-OH, la 4-OH o la 16 α-OH. Razón de más para seguir una dieta baja en carbohidratos y rica en grasas saludables y ayunar de forma intermitente. Cuando utilizamos estas herramientas para mantener el peso bajo control y la insulina baja, limitamos el entorno de crecimiento de los cánceres, fibromas y pólipos que las toxinas de los metabolitos de los estrógenos pueden engendrar.

Cómo determinar y reequilibrar tus niveles y metabolitos de los estrógenos

Los metabolitos de los estrógenos no pueden medirse en un análisis de sangre normal, aunque sí es posible comprobar así los niveles de estradiol, estriol y estrona. Para saber cómo metaboliza tu cuerpo los estrógenos, tienes que hacerte un análisis de orina con tiras reactivas para hormonas completas (análisis DUTCH, por sus siglas en inglés) de Precision Analytical o un análisis SpectraCell. Ten por seguro que muchas mujeres tienen este problema de metilación deficiente, y es un factor muy importante para predecir nuestra longevidad. Las deficiencias de nutrientes también son consecuencia de una metilación deficiente. Las personas con una metilación deficiente o no demasiado buena, e incluso las que tienen una buena metilación pero están envejeciendo, corren el riesgo de morir prematuramente y de padecer enfermedades.

Si descubres que tu cuerpo metaboliza el estrógeno por una vía deficiente, existen suplementos para empujar al estrógeno a la vía 2-OH: el glutatión y la n-acetil cisteína (NAC). Ambos son aminoácidos que actúan como antioxidantes para ayudar a prevenir y reparar el daño celular. Las vitaminas B_{12} y B_6, así como la colina (que se encuentra en los huevos o en las vísceras, como el hígado de ternera) también son nutrientes muy importantes para favorecer el metabolismo de los estrógenos.

Perder peso, aliviar el estrés y reducir el consumo de alcohol son claves para controlar la dominancia estrogénica. Y el ayuno es una forma eficaz de ayudarte a perder peso y también de reducir la secreción de insulina, lo que te ayuda a controlar la dominancia estrogénica. Pero, aunque controles tu peso, medites tres veces al día y no bebas mucho, el envejecimiento pone en peligro este equilibrio hormonal.

Una vez alcanzada la menopausia, mi consejo es que tomes suplementos de progesterona bioidéntica para mantener el equilibrio entre progesterona y estrógenos. *Bioidéntica* significa que las hormonas proceden de fuentes vegetales o animales y son químicamente idénticas a las que produce tu cuerpo. Son distintas de las hormonas sintéticas utilizadas en la terapia hormonal sustitutiva tradicional, que nuestro organismo no reconoce. ¿Recuerdas el estudio de la Women's Health Initiative que vimos antes? Las mujeres de este estudio que tomaban hormonas sintéticas presentaban todo tipo de aumento del riesgo de enfermedad, sobre todo cáncer de mama y de ovarios. Las hormonas bioidénticas no conllevan este riesgo. Yo misma he tomado progesterona bioidéntica y la recomiendo encarecidamente.

En este capítulo, hemos dedicado tiempo a conocer nuestras hormonas sexuales femeninas y hemos examinado con más detalle lo que ocurre cuando el estrógeno se vuelve dominante. A continuación, quiero que examinemos el SOP, una enfermedad que afecta a muchas mujeres y que merece especial atención porque es muy frecuente. Comprender sus causas profundas y sus síntomas ha ayudado a muchas de mis clientas a tener éxito en su proceso de ayuno.

Conclusiones del capítulo seis

- Las hormonas transportan mensajes por todo el cuerpo, y tienen que funcionar de forma equilibrada para que nuestro organismo opere óptimamente.
- Tenemos varias hormonas sexuales femeninas, que transmiten mensajes para iniciar y regular nuestro ciclo menstrual. Los niveles de las hormonas sexuales femeninas cambian a lo largo de nuestro ciclo menstrual y de nuestra vida.
- Cuando nuestras hormonas no están equilibradas, desarrollamos muchos síntomas. Conocer estos síntomas es el primer paso para controlar nuestra salud.
- El estrógeno desempeña un papel importante para las mujeres, y no solo para nuestro aparato reproductor. En muchas mujeres predominan los estrógenos, y el ayuno intermitente puede servirles para controlar el exceso de peso y la secreción de insulina, que contribuyen a los desequilibrios hormonales. El uso de suplementos bioidénticos también puede ayudar.

7

Las hormonas sexuales femeninas, 2.ª parte

Cómo un exceso de insulina puede provocar niveles elevados de testosterona y síndrome de ovario poliquístico

• • • • •

«Para alargar tu vida, reduce tus comidas».

Benjamin Franklin

Aunque hasta el siglo pasado el síndrome de ovario poliquístico (SOP) no se consideraba una enfermedad, en realidad se trata de un trastorno que existe desde la antigüedad. En un principio se consideraba una curiosidad ginecológica, pero ahora se considera el trastorno endocrino más frecuente entre las mujeres jóvenes, y se sabe que afecta a múltiples sistemas orgánicos. En este capítulo veremos cómo ha evolucionado nuestro conocimiento del SOP, cómo se diagnostica y cómo y por qué una dieta baja en carbohidratos y rica en grasas saludables y el ayuno intermitente pueden ayudar a superar tanto los síntomas como la enfermedad.

Entender el SOP

Hipócrates (460-377 a. C.), el padre de la medicina moderna, describió por primera vez a «las mujeres cuya menstruación dura menos de tres días o es escasa, son robustas, de complexión sana y aspecto masculino; sin embargo, no se preocupan por tener hijos ni se quedan embarazadas». Esta temprana descripción del SOP existía no solo en la antigua Grecia, sino en antiguos textos médicos de todo el mundo. A lo largo de la historia, los científicos siguieron observando mujeres con atributos «varoniles» similares, y Antonio Vallisneri, científico italiano del siglo XVIII, relacionó estos rasgos masculinizantes con la forma anormal de los ovarios en una única enfermedad. Describió a varias campesinas jóvenes infértiles cuyos ovarios eran brillantes, con una superficie blanca y el tamaño de huevos de paloma.[1] En la década de 1920, los científicos habían empezado a denominar estos síntomas como síndrome de Achard-Thiers.

La era moderna del SOP empezó en 1935, cuando los doctores Irving Stein y Michael Leventhal establecieron la conexión entre la falta de menstruación y la presencia de ovarios agrandados. Acuñaron la expresión *síndrome de ovario poliquístico* para describir una falta de menstruación, ovarios agrandados y rasgos masculinos. En un principio, se pensó que esta enfermedad estaba causada por una exposición excesiva de los fetos femeninos a los andrógenos, pero esta hipótesis acabó refutándose en la pasada década de los ochenta. En su lugar, los estudios han relacionado cada vez más el SOP con la resistencia a la insulina y la hiperinsulinemia.[2] El prefijo *hiper-* significa 'demasiada', y el sufijo*-emia*, 'en la sangre', por lo que la palabra *hiperinsulinemia* significa literalmente 'demasiada insulina en la sangre'. Para mí, el SOP es la diabetes tipo 2 de los ovarios. Las investigaciones que relacionan el SOP con la resistencia a la insulina han allanado el camino para que recuperemos el control de nuestro cuerpo reduciendo los niveles de insulina mediante el ayuno intermitente.

Cómo diagnosticar el SOP

En la segunda conferencia internacional sobre el SOP, celebrada en Rotterdam (Países Bajos) en 2003, se reconoció que este síndrome representa un *espectro* de enfermedad. En otras palabras, no todos los síntomas aparecen en todas las pacientes. Se decidió que, para diagnosticar el SOP, debían confirmarse al menos dos de los síntomas siguientes:

1. **Hiperandrogenismo.** Las hormonas sexuales masculinas, llamadas andrógenos, suelen estar presentes tanto en hombres como en mujeres. El andrógeno más conocido es la testosterona. Muchas mujeres con SOP tienen niveles elevados de andrógenos, con síntomas asociados como mayor crecimiento de vello corporal y facial (hirsutismo), calvicie de patrón masculino, acné, voz grave e irregularidades menstruales.
2. **Anovulación u oligoovulación.** Muchas mujeres con SOP tienen menstruaciones escasas o irregulares, o no tienen ninguna. Estas irregularidades menstruales se deben a la falta de ovulación. *Anovulación* significa que el ovario no libera ningún óvulo. *Oligoovulación* significa que se liberan pocos óvulos. Esta dificultad para ovular provoca problemas para concebir e infertilidad.

3. **Ovarios poliquísticos.** Los criterios de Rotterdam definían los ovarios poliquísticos como la presencia de doce o más folículos de 2 a 9 milímetros de diámetro en cada ovario. Más recientemente, ese número se ha elevado a veinte o más.[3] Durante la menstruación normal, comienzan a desarrollarse muchos folículos, uno de los cuales acaba convirtiéndose en el óvulo que se libera en el útero en el momento de la ovulación; los demás se arrugan y son reabsorbidos por el organismo. Cuando estos folículos no se arrugan, se vuelven quísticos –llenos de líquido– y son visibles en una ecografía como quistes ováricos.

Estos tres criterios se utilizan actualmente para diagnosticar el SOP. Es importante señalar que, aunque la obesidad, la resistencia a la insulina y la diabetes tipo 2 suelen asociarse a este síndrome, no son criterios diagnósticos. Sin embargo, el SOP no debe considerarse a la ligera. Se asocia a una serie de enfermedades reproductivas y metabólicas, incluidas las dos principales causas de muerte en los países industrializados occidentales: las enfermedades cardiovasculares y el cáncer.

• CUANDO LO QUE PARECE UN SÍNDROME DE OVARIO POLIQUÍSTICO NO LO ES •

El hiperandrogenismo y los ovarios poliquísticos no son exclusivos del SOP, por lo que no deben descartarse otras alteraciones que se parezcan a él. Aunque estas son poco frecuentes, pueden ser graves y requerir tratamientos totalmente distintos, por lo que distinguirlas es importante. La lista de trastornos y estados similares incluye:

- embarazo
- exceso de prolactina
- enfermedad tiroidea
- hiperplasia suprarrenal
- síndrome de Cushing
- tumores productores de andrógenos
- exceso de andrógenos inducido por fármacos

El SOP solamente puede diagnosticarse cuando se han excluido estos otros trastornos mediante el historial clínico o una exploración física o de laboratorio.

La conexión entre el SOP y los trastornos reproductivos y metabólicos

El SOP no es una mera molestia: es una advertencia importante. Su carga económica global en Estados Unidos es escandalosa: el coste de diagnosticarlo y tratarlo en mujeres de entre catorce y cuarenta y cuatro años se ha estimado en 4.370 millones de dólares anuales.[4] Esta cantidad es tres veces el coste del tratamiento de la hepatitis C. Un 40,5% de ese coste procede del tratamiento de la afección relacionada de la diabetes tipo 2. Y lo que es aún más aleccionador, es probable que esta cifra subestime considerablemente los costes reales, ya que solo tiene en cuenta los años reproductivos y no los problemas posmenopáusicos. Las complicaciones derivadas de la diabetes tipo 2, los infartos de miocardio, los accidentes cerebrovasculares y el cáncer –todos ellos riesgos más elevados para las mujeres con SOP– suelen producirse en los años posmenopáusicos y su tratamiento resulta mucho más caro.

SOP y problemas reproductivos

El doctor John Nestler, jefe del Departamento de Medicina Interna de la Universidad de la Commonwealth de Virginia, calcula que «si una mujer tiene menos de ocho periodos menstruales al año de forma crónica, probablemente tenga entre un cincuenta y un ochenta por ciento de probabilidades de padecer el síndrome de ovario poliquístico basándose en esa única observación».[5] Se calcula que el ochenta y cinco por ciento de las mujeres con SOP sufren irregularidades menstruales.[6] La falta de ovulación dificulta la concepción, y el SOP es la causa más frecuente de infertilidad en los países industrializados. La enfermedad también se asocia a abortos recurrentes, problemas fetales y diabetes gestacional.[7]

INFERTILIDAD

Si no ovulas, no puedes concebir. Aunque las mujeres con SOP suelen tener dificultades para concebir, más que ser infértiles, la posibilidad de infertilidad puede causar una gran ansiedad. Los ciclos anovulatorios, la mayoría debidos al SOP, representan aproximadamente el treinta por ciento de las visitas a una clínica de infertilidad. El Australian Longitudinal Study on Women's Health ('estudio longitudinal australiano sobre la salud de la mujer'), una encuesta comunitaria de mujeres jóvenes, descubrió que nada más ni nada menos que el setenta y dos por ciento de las mujeres con SOP se consideraban infértiles, en comparación con solo el dieciséis por ciento de las mujeres que no lo necesitan. El uso de hormonas de la fertilidad en el grupo con SOP era casi el doble que en el grupo sin SOP. El 5,8% de las mujeres que sufrían este síndrome constituían la friolera del cuarenta por ciento de las que buscaban tratamientos de fertilidad.[8]

Medicamentos como el clomifeno han tenido un éxito relativo a la hora de inducir la ovulación y ayudar a las mujeres a quedarse embarazadas. Sin embargo, estos tratamientos suelen tener graves efectos secundarios: físicos, psicológicos y económicos.

ABORTOS ESPONTÁNEOS Y OTRAS COMPLICACIONES RELACIONADAS CON EL EMBARAZO

Un embarazo malogrado puede ser una experiencia devastadora, sobre todo si la concepción ya fue de por sí difícil. El aborto espontáneo se produce aproximadamente en un tercio de las mujeres con SOP.[9] La causa fundamental de este es la hiperinsulinemia, y los niveles elevados de insulina pueden ocasionar niveles más altos de hormona luteinizante (LH). El exceso de LH genera más andrógenos. Y este entorno hiperandrogénico en el ovario suele provocar abortos. Las tasas de todas las complicaciones relacionadas con el embarazo aumentan en las mujeres con SOP.[10] Los riesgos de diabetes gestacional, hipertensión inducida por el embarazo y preeclampsia se triplican aproximadamente. Se calcula que el riesgo de parto prematuro aumenta un setenta y cinco por ciento en comparación con las mujeres sin SOP o que lo han superado. Las que lo padecen también tienen más probabilidades de dar a luz por cesárea, lo que a su vez conlleva complicaciones. Muchas de estas complicaciones se deben a los altos niveles de insulina y a la obesidad.

Muchas mujeres con SOP se someten a tratamientos de fertilidad para facilitar la concepción. Estos tratamientos de fertilidad pueden duplicar el riesgo de embarazos múltiples y las complicaciones que conllevan.

PROBLEMAS RELACIONADOS CON EL FETO

Las madres con SOP tienen mayor riesgo de tener bebés pequeños para su edad gestacional y también todo lo contrario: bebés grandes para su edad gestacional. Los gemelos, por ejemplo, tienen hasta diez veces más riesgo de ser pequeños para su edad gestacional y un riesgo seis veces mayor de parto prematuro. Las madres diabéticas suelen tener bebés más grandes, padezcan o no SOP, probablemente porque la hiperinsulinemia aumenta la cantidad de nutrientes disponibles para el feto. Tanto el tamaño pequeño como el grande se asocian a complicaciones metabólicas en etapas posteriores de la vida (diabetes tipo 2, obesidad e hipertensión),[11] ingresos en la unidad de cuidados intensivos neonatales, muerte del feto y mortalidad perinatal.[12] Es posible que la hiperinsulinemia *in utero* afecte también al desarrollo intelectual y psicomotor del niño.

DIABETES GESTACIONAL

Las mujeres con SOP, sobre todo si son obesas, tienen aproximadamente el doble de incidencia de diabetes gestacional (DG) que las mujeres sin SOP. Una mayor resistencia a la insulina se asocia a la diabetes gestacional, lo que aumenta el riesgo futuro de diabetes tipo 2, enfermedades cardiovasculares y síndrome metabólico. La diabetes gestacional también incrementa el riesgo de aborto espontáneo, parto por cesárea o parto inducido debido al mayor tamaño del feto. La obesidad materna aumenta el riesgo de obesidad infantil y de SOP.

SÍNDROME DEL OVARIO POLIQUÍSTICO Y ENFERMEDADES ASOCIADAS

El SOP aumenta significativamente el riesgo de desarrollar el síndrome metabólico y otras enfermedades graves relacionadas con la hiperinsulinemia y la resistencia a la insulina. Aparte de la diabetes tipo 2, entre las dolencias asociadas más frecuentes están el cáncer de endometrio y de ovario, las enfermedades cardiovasculares y la enfermedad del hígado graso no alcohólico.

CÁNCER

Las mujeres con SOP tienen tres veces más probabilidades de desarrollar cáncer de endometrio en comparación con la población general.[13] El cáncer de ovario también aumenta de dos a tres veces. Dado que existe un solapamiento significativo entre la hiperinsulinemia, la obesidad y el SOP, no es de extrañar que las mujeres con este síndrome tengan también un mayor riesgo de padecer los cánceres asociados al sobrepeso y la obesidad, que constituyen el cuarenta por ciento de todos los cánceres diagnosticados en Estados Unidos.[14]

ENFERMEDADES CARDIOVASCULARES

El solapamiento del SOP con el síndrome metabólico significa que las mujeres con SOP pueden correr el riesgo de padecer enfermedades cardiovasculares. Algunos estudios calculan que el riesgo se multiplica por siete con respecto a las mujeres sin SOP.[15] Dado que las enfermedades cardiovasculares son ya la principal causa de muerte en las mujeres mayores, este hallazgo es especialmente preocupante.

DEPRESIÓN Y ANSIEDAD

La depresión y la ansiedad están asociadas al SOP, pero no necesariamente causadas por él. En mi experiencia clínica, muchas mujeres se sienten angustiadas por los síntomas que experimentan, lo que disminuye su autoestima. El patrón masculino y el crecimiento excesivo del vello, el acné, la obesidad y las irregularidades menstruales pueden destruir la autoestima, especialmente durante la adolescencia, y esta podría ser una de las razones por las que la depresión, la ansiedad y otros problemas psicológicos están aumentando entre las mujeres más jóvenes con SOP.[16] La infertilidad también suele provocar sentimientos de inadecuación que en ocasiones conducen a la depresión. Las afecciones crónicas asociadas al SOP –como la diabetes tipo 2, las enfermedades cardiovasculares y el cáncer– también pueden causar depresión.

DIABETES Y SÍNDROME METABÓLICO

La enfermedad más estrechamente asociada al SOP es la diabetes tipo 2, que forma parte del síndrome metabólico junto con la obesidad. Aproximadamente el ochenta y dos por ciento de las mujeres con diabetes tipo 2 tienen múltiples quistes en los ovarios y el 26,7% cumplen los criterios del SOP.[17]

Las mujeres con SOP tienen tres veces más riesgo de desarrollar diabetes tipo 2 antes de la menopausia que el resto de la población. A los cuarenta años, hasta el cuarenta por ciento de ellas ya la padecerán. En un grupo de mujeres con SOP, entre el veintitrés y el treinta y cinco por ciento tendrán prediabetes y entre el cuatro y el diez por ciento tendrán una diabetes tipo 2 plenamente desarrollada.[18] Esta tasa de prediabetes es tres veces superior, y la tasa de diabetes tipo 2 no diagnosticada es entre siete y media y diez veces superior a la de las mujeres sin SOP. Este síndrome está reconocido por la Asociación Estadounidense para la Diabetes como un factor de riesgo de diabetes.

Las personas que reciben tratamiento para este tipo de diabetes también corren el riesgo de padecer SOP. Se calcula que entre el 18,8% y el 40,5% están afectadas, frente a solo el 2,6% en el grupo de control.[19]

HÍGADO GRASO NO ALCOHÓLICO (HGNA)

Esta enfermedad de acumulación de grasa en el hígado de un paciente que consume poco alcohol es la forma más común de enfermedad hepática en el mundo occidental. Se calcula que el HGNA afecta a un veinte por ciento de la población general en todo el mundo, pero a cerca del setenta y cinco por ciento de las personas con diabetes tipo 2.[20] La conexión entre el HGNA y el SOP no apareció hasta 2005. Desde entonces, muchos estudios han confirmado la estrecha correlación entre ambas enfermedades. Las mujeres con SOP tienen dos veces y media más probabilidades de padecer HGNA que las mujeres sin SOP.[21] El HGNA suele infradiagnosticarse porque la enfermedad prácticamente no presenta síntomas y, en realidad, solo se descubre mediante análisis de sangre. Aproximadamente el treinta por ciento de las mujeres con SOP presentan indicios de daño hepático en sus análisis de sangre. Entre el cincuenta y el ochenta por ciento de las mujeres en edad reproductiva investigadas por EHGNA también tenían SOP.[22] Según mi experiencia clínica, es importante detectar esta enfermedad. La buena noticia es que el ayuno es muy eficaz para revertir la EHGNA. De hecho, yo misma he transformado mi propia EHGNA mediante protocolos de ayuno intermitente.

APNEA DEL SUEÑO

La apnea obstructiva del sueño (AOS) es una afección en la que las vías respiratorias superiores se colapsan durante el sueño. Las personas con apnea del sueño no pueden respirar durante un instante, lo que hace que se despierten brevemente, aunque por lo general no lo recuerdan al día siguiente. Cuando esto ocurre a lo largo de la noche, se alteran sus patrones regulares de sueño. Los principales síntomas de esta enfermedad son los ronquidos y la somnolencia diurna excesiva. Al igual que la EHGNA, la AOS está muy relacionada con el síndrome metabólico y la obesidad. La tasa de AOS en mujeres con SOP es ni más ni menos que entre cinco y treinta veces superior a la de las mujeres sin SOP.[23]

Cómo la hiperinsulinemia y la resistencia a la insulina conducen al SOP

Aunque la obesidad, la resistencia a la insulina y la diabetes tipo 2 suelen aparecer junto con el SOP, *no* forman parte de los criterios diagnósticos. Sin embargo, en mi experiencia clínica y en la literatura de investigación, las pruebas apuntan a la obesidad o a la resistencia a la insulina como causa principal. Tomemos como ejemplo el siguiente caso clínico.[24] Una mujer de veinticuatro años ingresó en el hospital con síntomas inusuales. Mientras hacía ejercicio, había sufrido un ataque de epilepsia grave, sin antecedentes de esta enfermedad. En los seis meses anteriores, se cansaba con frecuencia y tuvo algunos episodios de temblores, visión borrosa y confusión. Podía controlar estos síntomas comiendo algo.

Tras una investigación, se descubrió que padecía un raro tumor pancreático secretor de insulina conocido como *insulinoma*. Este tumor producía insulina en exceso, lo que hacía que su glucemia bajara mucho, hasta 1,6 mmol/L tras una noche de ayuno. Tenía demasiada insulina en el cuerpo. También se observó que tenía acné e hirsutismo y que sus menstruaciones se habían vuelto muy irregulares, de ciclos de cuarenta a cuarenta y cuatro días durante el año anterior. Una ecografía reveló ovarios poliquísticos y los análisis de sangre revelaron niveles elevados de testosterona, lo que le dio el diagnóstico de SOP. Tenía un índice de masa corporal normal y no padecía sobrepeso.

Tras operarla para extirparle el tumor de dos centímetros que tenía en el páncreas, los síntomas remitieron. Cuatro meses después de la operación, sus ciclos menstruales pasaron a ser de veintiocho días y se regularon, perdió cuatro kilos y el acné y el hirsutismo desaparecieron por completo. Los análisis de sangre revelaron que su nivel de insulina se había normalizado y, con él, sus niveles de testosterona.

Esta historia demuestra lo estrechamente relacionados que están el exceso de insulina y el SOP, así como el aumento de peso, que es una de las muchas razones por las que creo que el SOP debe considerarse algo más que un trastorno de exceso de vello facial, acné y problemas de fertilidad. La estrecha relación con la obesidad y la diabetes tipo 2 sugiere que las tres afecciones tienen la misma causa subyacente. Las tres se consideran ahora enfermedades metabólicas, lo que significa que surgen como consecuencia del mismo problema. Ese problema es la hiperinsulinemia.

La insulina elevada afecta a los ovarios

Los estudios han confirmado que la insulina elevada aumenta los niveles de andrógenos. La infusión directa de insulina eleva de forma perceptible los niveles de andrógenos: lo que esto significa es que cuanta más insulina tengas, mayor será la producción de testosterona en tus ovarios.[25]

El ovario es particularmente rico en receptores de insulina, lo que puede parecer extraño a primera vista porque la insulina es una hormona asociada más comúnmente a la digestión, la glucosa en sangre y la grasa corporal. ¿Por qué tendrían los ovarios receptores de insulina? La respuesta es que tanto el embarazo como la crianza de los hijos requieren muchos recursos, incluida comida suficiente tanto para la madre como para el feto en desarrollo. Todos los mamíferos necesitan saber que hay comida disponible antes de comprometerse en la reproducción. Cuando ingieres alimentos, aumenta la insulina, que es una señal de que hay recursos energéticos disponibles. Los receptores de insulina del ovario captan este hecho y proceden a desarrollar y liberar óvulos con normalidad. Sabemos que los adultos pueden sobrevivir con niveles relativamente bajos de energía alimentaria y nutrientes. Durante la Segunda Guerra Mundial, por ejemplo, muchas personas vivían con lo que ahora se considerarían cantidades absolutamente insuficientes de alimentos. Como nuestros cuerpos adultos ya no crecen –nuestros huesos y órganos internos siguen teniendo el mismo tamaño–, podemos mantener una función celular regular descomponiendo las células viejas desgastadas para construir otras nuevas, un proceso conocido como autofagia. Un feto, sin embargo, necesita suficientes nutrientes para construir y hacer crecer órganos internos, músculos, proteínas, células adiposas, etc. Aunque una persona solo pese tres kilos al nacer, con el tiempo puede llegar a pesar setenta kilos o más, y ese crecimiento requiere nutrientes. Por ello, el ovario debe disponer de información fiable sobre la cantidad de alimento disponible en el mundo exterior, de modo que únicamente libere óvulos cuando este sea abundante. El ovario depende de sensores de nutrientes que le proporcionan esa información. Y la insulina es uno de los sensores de nutrientes del ovario.

¿Recuerdas que vimos el impacto de la resistencia a la insulina y el desencadenante de la estimulación constante? Al parecer, esta estimulación provoca enfermedades metabólicas y también aumenta la testosterona. El aumento de testosterona provoca la aparición de acné e hirsutismo en el SOP.

La insulina elevada detiene el desarrollo folicular

Como vimos en el capítulo anterior, los ovarios contienen una serie de folículos que, en circunstancias normales, crecen y liberan un óvulo cada mes. Los niveles elevados de insulina alteran el delicado equilibrio entre la hormona foliculoestimulante (FSH) y la hormona luteinizante (LH) que desencadena el desarrollo folicular correcto, lo que puede provocar anovulación u oligoovulación, así como ovarios poliquísticos.[26] Durante la ovulación normal, una oleada de LH selecciona uno de estos folículos –el folículo primario– para que madure y libere un óvulo. Sin embargo, los altos niveles de insulina asociados al SOP hacen que todos los folículos sean demasiado sensibles a la LH. Los folículos pequeños dejan de crecer, no se selecciona ningún folículo dominante y tampoco se libera ningún óvulo maduro. Además, los folículos no reciben el mensaje de cerrarse, encogerse y ser reabsorbidos por el cuerpo. Esto significa que los numerosos folículos pequeños acumulan líquido y se vuelven quísticos. Estos numerosos quistes pequeños llenos de líquido son visibles en la ecografía y confirman el diagnóstico de SOP. La razón del desarrollo de ovarios poliquísticos es la detención folicular, causada en última instancia por un exceso de insulina.

En el SOP, los niveles elevados de insulina envían un mensaje de «deja de crecer» a los folículos demasiado pronto. Como resultado, muchos folículos no maduran para convertirse en óvulos. Estos folículos inmaduros no pueden ser expulsados como óvulos (y empujados hacia el útero para su fecundación) y tampoco llegan a arrugarse, por lo que se produce un fallo de la ovulación. Este fallo de la ovulación provoca irregularidades menstruales.

Un exceso de insulina da lugar tanto a los quistes como a una sobreabundancia de testosterona que causa hiperandrogenismo en el SOP.

Cómo reducir el exceso de insulina y testosterona y revertir el SOP

Aunque solemos creer que un mayor crecimiento es algo positivo, lo cierto es que **el crecimiento en los adultos casi siempre es malo**, aparte del embarazo y la lactancia. De hecho, el crecimiento excesivo es el sello distintivo del cáncer. El crecimiento excesivo provoca más cicatrices y fibrosis. Cuando este exceso de crecimiento aparece en los quistes, da lugar a la poliquistosis renal y al síndrome de ovario poliquístico (SOP). El crecimiento excesivo en los adultos tiende a ser horizontal, no vertical. En la mayoría de los casos de enfermedad adulta, necesitamos menos crecimiento, no más. Y una de las mejores formas de restringir el crecimiento descontrolado es controlar nuestra ingesta de nutrientes. Eso es precisamente lo que hacemos al reducir nuestros niveles de insulina y ayunar de forma intermitente.

Sabemos que el SOP es una enfermedad de crecimiento excesivo, y en las mujeres en edad reproductiva, las células de crecimiento más rápido se encuentran en los ovarios. En las mujeres en edad reproductiva con SOP, los niveles elevados de insulina en el organismo favorecen el crecimiento excesivo, sobre todo de quistes en los ovarios. Las estrategias que reducen la insulina, como el ayuno y una dieta baja en carbohidratos y rica en grasas saludables, conducen a la pérdida de peso y también revierten el SOP en muchos casos. Eso es ciertamente lo que he visto una y otra vez con mis clientas.

La historia de Melissa

Melissa había tenido una menstruación irregular durante toda su vida. Desde su primera menstruación, cuando tenía dieciocho años, no le había venido la regla más de una vez al año. Aparte de estas irregularidades menstruales, tenía algo de acné y le salía vello con patrón masculino. Además, siempre había tenido sobrepeso. Su oligoovulación e hiperandrogenismo significaban que cumplía los criterios diagnósticos del SOP.

Melissa quería tener hijos. Sin embargo, tras tres intentos infructuosos de fecundación *in vitro* (FIV), abandonó la idea de concebir un hijo propio. Ella y su marido adoptaron a un niño, Luka. A Melissa solo le venía la regla una vez al año, y sabía que corría un mayor riesgo de desarrollar cáncer y otras complicaciones asociadas al síndrome de ovario poliquístico. El cáncer le venía de familia: tanto el padre* como la tía paterna de Melissa habían padecido cáncer de mama, así como sus dos abuelas, y le preocupaba desarrollar la enfermedad en el futuro.

Melissa empezó a trabajar con mi colega del Método de Ayuno, Nadia Pateguana, para eliminar todos los carbohidratos y azúcares refinados de su dieta e incorporar el ayuno intermitente a su estilo de vida. Perdió algo de peso y empezó a tener la menstruación cada cuarenta y cinco días. Su médico le hizo algunas pruebas de seguimiento. Sabiendo que Melissa y su marido querían tener más hijos, los animó a hacer una ronda más de FIV. «Puede que acabes de ovular», dijo el médico.

En 2009, Melissa se quedó embarazada mediante FIV. Su embarazo fue muy sano, y dio a luz a Sam cuando Luka tenía dos años y medio. Nunca tuvo problemas de azúcar en sangre ni de tensión arterial. Perdió más peso después de tener a Sam y amamantarlo durante dos años. Después, su ciclo menstrual empezó a ser regular cada treinta y dos días. Melissa y su marido pensaron que su familia estaba completa, por lo que este decidió someterse a una vasectomía. Justo antes de la operación, Melissa descubrió que estaba embarazada. Tuvo otro embarazo muy saludable, y Mikha nació en 2013.

* N. del T.: Los hombres pueden presentar cáncer de mama, pero no es habitual (menos del uno por ciento de los casos). No obstante, su probabilidad de morir es mayor que la de las mujeres.

Melissa es ahora madre de tres hijos y ha conseguido mantener su dieta baja en carbohidratos, ajustándola cuando es necesario para mantener la regularidad de su ciclo menstrual y prevenir los riesgos asociados al síndrome de ovario poliquístico.

Como hemos visto en estos tres últimos capítulos, las hormonas desempeñan un papel fundamental en nuestro cuerpo. Cuando lo entendemos, comprendemos mejor por qué los cambios en el estilo de vida son decisivos desde el punto de vista físico y emocional. Los estudios científicos que hemos tratado en estos últimos capítulos te ayudarán a ver por qué una dieta baja en hidratos de carbono y rica en grasas saludables y el ayuno intermitente pueden ayudarte a perder peso, regular tus hormonas, revertir muchas enfermedades metabólicas y mejorar tu salud general tanto a corto como a largo plazo.

A continuación, quiero compartir lo que he aprendido –a través de mi propia experiencia y ayudando a otras personas– sobre cómo introducir y mantener con éxito estos cambios en el estilo de vida. Estos son los consejos prácticos, trucos y herramientas que te motivarán al empezar y te ayudarán en los momentos difíciles. ¡Empecemos!

Conclusiones del capítulo siete

- Los médicos conocen los síntomas del SOP desde la antigüedad, pero hasta la era moderna no se había descrito como un espectro de la enfermedad.

- Hay muchos síntomas asociados al SOP, pero los tres criterios para su diagnóstico son hiperandrogenismo, ovarios poliquísticos y anovulación u oligoovulación.
- La investigación científica muestra una conexión entre los niveles elevados de insulina y testosterona y los síntomas del SOP.
- El SOP es una enfermedad de crecimiento excesivo, al igual que otras enfermedades metabólicas. Las mujeres adultas pueden controlar este crecimiento excesivo mediante el ayuno intermitente.

TERCERA PARTE

Ayuno para una salud óptima:

cómo hacerlo, cuándo hacerlo y consejos para solucionar problemas

8

Preparación para el ayuno

Desarrolla una mentalidad sanadora y prescinde de los aperitivos

• • • • •

«La mejor de las medicinas es descansar y ayunar».

Benjamin Franklin

Una cosa es saber por qué una dieta baja en carbohidratos y rica en grasas saludables (LCHF, por sus siglas en inglés) y el ayuno intermitente pueden beneficiar tu salud, y otra saber cómo ayunar de forma segura y eficaz. Recuerda que, cuando empecé a ayunar, me lancé de cabeza y acabé hambrienta y agotada. Así que tanto si has leído los capítulos anteriores y estás deseando seguir adelante con tu intención de ayunar como si has saltado directamente a esta sección (te recomiendo que te tomes tu tiempo con las partes anteriores del libro), quiero guiarte paso a paso a introducir el ayuno intermitente en tu estilo de vida, igual que hago cuando trabajo con un nuevo cliente.

En este capítulo, te ayudaré a prepararte para ayunar y te proporcionaré algunas herramientas que facilitan la incorporación de este nuevo plan de alimentación a tu vida, para hacer tu transición al ayuno lo más llevadera posible.

El ayuno se ha vuelto muy popular en estos diez últimos años. Probablemente habrás visto la palabra *ayuno* en las portadas de las revistas, habrás oído a la gente hablar de ayunar o incluso habrás seguido a algún famoso en su proceso de ayuno. Si esta práctica hubiera estado tan extendida cuando empecé como lo está ahora, tanta información me habría agobiado. El objetivo de este capítulo es abrirte paso a través de esa abrumadora información para que hagas del ayuno una realidad en tu vida. Repasaremos lo que debes tener en cuenta antes de empezar tu primer ayuno, varias normas importantes para ayunar y estrategias que te ayudarán a mantener el bienestar durante tu primer ayuno.

Ve paso a paso

El ayuno es como un músculo que necesitas entrenar. Si empiezas a entrenar en el gimnasio, no se te ocurriría seguir el mismo programa que utilizaría un culturista. Tienes que comenzar en el punto en el que estás, y el levantamiento de pesas es duro. Así que la forma de fortalecerte es empezar con cinco kilos y luego añadir cinco kilos más, hasta que te sientas más cómodo con lo que levantas. Si sigues este enfoque paso a paso y trabajas en ello, podrás llegar a levantar en cuclillas tu propio peso corporal.

Todos entendemos esta progresión cuando se trata de ir al gimnasio. Y esto mismo se puede aplicar al ayuno. Deberíamos iniciarlo desde un punto en el que nos sintamos cómodos y, a partir de ahí, ir haciendo adaptaciones. Del mismo modo que se producen adaptaciones fisiológicas cuando empezamos a levantar pesas, cuando ayunamos por primera vez, aprendemos a desenvolvernos dentro de una nueva normalidad –o lo que es lo mismo, nos adaptamos a un cambio de comportamiento– y a controlar el hambre.

Cambio de comportamiento

Ayunar supone cambiar el comportamiento. Algunas de las personas que acuden a mí reconocen que están comiendo unas dieciocho veces al día: desde que se levantan hasta que se acuestan. Un enfoque gradual del ayuno te permite modificar esas conductas alimentarias poco a poco, de modo que no pases de cero a cien de la noche a la mañana. Por ejemplo, tras los primeros días de desarrollo del músculo del ayuno, un pequeño cambio de comportamiento puede consistir en ver unos dónuts en el trabajo y no comerlos. Aprender a ayunar, paso a paso, ayuda a la adaptación mental, al tiempo que reduce nuestra secreción de insulina, lo que disminuye nuestra resistencia a esta hormona. Hacer las cosas poco a poco y con constancia es eficaz y ha evitado que muchos de mis clientes cayeran en un ciclo de privación y recompensa. Me encantaría que probaras este enfoque conmigo.

Controlar el hambre

Cuanto menos a menudo comemos, menos ganas tenemos de comer, porque no estamos estimulando constantemente la insulina. Y cuando dejamos de segregar insulina de forma constante, no producimos la hormona del hambre, la grelina, con tanta frecuencia, por lo que no sentimos tanto apetito. Este enfoque lento y constante del ayuno tiene un efecto gradual en nuestras hormonas del hambre y en la señalización de la saciedad.

Aprender algo nuevo lleva su tiempo. En este capítulo y en el siguiente, vamos a ver cuatro pasos (desarrollar una mentalidad sanadora, suprimir los tentempiés, utilizar el ayuno de grasas* y renunciar a una comida al día) que te ayudarán a pasar de tu alimentación actual a un ayuno intermitente sano y eficaz. Estos pasos podrían llevarte unas semanas de práctica, o quizá más tiempo. El proceso y el plazo son muy personales, pero te recomiendo que dediques al menos uno o dos días a adquirir la mentalidad adecuada. Dedica dos semanas a aprender a eliminar los tentempiés y luego otras dos a suprimir una comida. El ayuno de grasas es una opción que algunas personas utilizan si tienen problemas para adaptarse a cualquiera de los pasos, y hay quienes lo emplean y también quienes no lo utilizan en absoluto. A medida que avanzas, ten en cuenta que este proceso se ha diseñado como un camino que debes seguir, y que estás invitada a ir más rápido o más despacio en función de tu organismo y de la orientación de tu médico.

Normalmente, cuando trabajo individualmente con los clientes, los ayudo a diseñar el mejor calendario para sus ajetreadas vidas. Te recomiendo que tú también te lo plantees. Mira lo que hay en tu calendario y evita empezar este viaje cuando se acerquen unas vacaciones o un periodo muy estresante en el trabajo. Piensa en cuánto tiempo dedicarás a concienciarte y cuánto podrías dedicar a los pasos dos y tres, antes de contemplar los ayunos que se exploran en el capítulo siguiente.

Antes de iniciar cualquiera de estos pasos, ten en cuenta estas reglas de probada eficacia para ayunar.

* N. del T.: (*Fat fasting*), la autora lo define como una dieta cetogénica alta en grasas que puede aplicarse como transición a un ayuno tradicional.

• REGLAS PARA AYUNAR •

1. No ayunes si estás embarazada o en periodo de lactancia

El ayuno impide el crecimiento, y el embarazo es un periodo de crecimiento del organismo. *No* es aconsejable ayunar cuando estás embarazada porque ese crecimiento es importante para tu cuerpo y para la salud de tu hijo. Del mismo modo, no se aconseja ayunar cuando estás amamantando, ya que interfiere en la cantidad y calidad de la leche materna.

2. No ayunes si estás desnutrida

Nuestro cuerpo está formado por entre un diez y un trece por ciento de grasa esencial, y el porcentaje de grasa corporal saludable para una mujer adulta depende de la edad. La composición corporal es muy importante para las personas que llevan un estilo de vida de ayuno, como exploraremos en los últimos capítulos de este libro. Por lo pronto, es importante saber que un cuerpo con menos del dieciocho por ciento de grasa corporal se considera desnutrido, y no se aconseja ayunar si tu nivel de grasa corporal es tan bajo. Si desconoces tu nivel de grasa corporal pero sospechas que estás en el extremo inferior, puedes averiguar tu porcentaje exacto haciéndote un análisis de composición corporal, también conocido como escáner DEXA (ver el capítulo trece).

3. Consulta a tu médico antes de ayunar

El ayuno intermitente es seguro y eficaz cuando se lleva a cabo correctamente. Antes de realizar cualquier cambio nutricional, consulta a tu médico y asegúrate de que te siga en tu proceso de ayuno. El ayuno puede reducir tus niveles de azúcar en sangre y tu tensión arterial, lo que en algunos casos podría ser muy peligroso. Es esencial que un médico te controle si:

- Estás tomando medicación. No puedes dejar la medicación de golpe. Es posible que el médico tenga que ajustar las dosis o los propios medicamentos y debe vigilarte hasta que alcances un estado de bienestar en el que puedas plantearte dejar la medicación.
- Tienes o corres el riesgo de tener hipoglucemia (nivel bajo de glucosa en sangre) o hipotensión (presión arterial baja). Ambas afecciones pueden poner en peligro tu vida y tu médico debe controlarlas, al igual que tú, mientras ayunes.

Algunos médicos desconocen los beneficios del ayuno y quizá no se sientan preparados para apoyarte durante este proceso. Es sumamente importante que encuentres un aliado médico que te acompañe a lo largo del camino. Recursos como LowCarbUSA.org y DietDoctor.com pueden ayudarte a encontrar un médico en persona que te apoye en Estados Unidos y en otros países del mundo.

4. Si tienes antecedentes de trastornos alimentarios, busca asesoramiento clínico antes de ayunar

Los antecedentes de trastornos alimentarios no te impiden ayunar, pero antes debes consultarlo con tu médico. Si tienes antecedentes de anorexia, bulimia o dismorfia corporal, por ejemplo, es esencial que trabajes con un psicólogo o un psiquiatra para ver si el ayuno es adecuado para ti. Una pieza clave de nuestro equipo del método de ayuno es nuestra psicóloga conductual, que ayuda a los clientes a controlar sus trastornos alimentarios, a cuidar sus respuestas emocionales y psicológicas en torno a la comida y a aprender a tener una relación firme y saludable con esta. Por ejemplo, una persona que se da atracones de galletas aprenderá, con la ayuda de nuestra psicóloga, a dejar ese hábito. Asegúrate de trabajar con un clínico *antes* de empezar cualquier ayuno.

5. Interrumpe el ayuno en cualquier momento en que te sientas indispuesta o insegura

Cuando haces algo por primera vez, puedes experimentar algunas molestias, pero no debes sentirte mal cuando ayunes. Muchas personas me preguntan cómo reconocer esa línea de sensación de malestar, y siempre les respondo que deben dejar de ayunar cuando se sientan *inseguras*. Confía en tus instintos si no estás segura y consulta a un médico. Siempre podrás ayunar más adelante.

Si tu cuerpo te envía alguna de las siguientes señales de alarma mientras ayunas, interrumpe el ayuno *inmediatamente* y consulta a tu médico:

- náuseas
- síntomas gripales
- un descenso del nivel (medido) de glucosa en sangre que te haga sentir inseguridad

Si dejas de ayunar –y mientras esperas a consultar con un médico– puedes ceñirte a la alimentación con restricción de tiempo y evitar los alimentos poco saludables. Este enfoque te mantendrá en la senda del bienestar hasta que un médico haya evaluado tu situación.

Ahora que has repasado las reglas del ayuno, es hora de trabajar en el primer paso de tu viaje: prepararte para el ayuno intermitente mediante un cambio de comportamiento. En primer lugar, adopta la mentalidad adecuada y, a continuación, deja de picar entre comidas.

Aprender a ayunar, primer paso: adopta una mentalidad sanadora

Muchos asocian el ayuno con sentimientos de privación. Tienen pensamientos como los siguientes: «Mi familia va a cenar y yo no voy a acompañarla. Están comiendo unas galletas, y yo no». Te recomiendo que cambies tu forma de entender el ayuno para así poder adoptar el estado mental adecuado.

Algunos profesores de yoga empiezan sus clases pidiendo a los participantes que establezcan una intención, y eso también se puede aplicar al ayuno. ¿Qué quieres conseguir con tu ayuno? Dentro de un momento, te pediré que enumeres tus objetivos. Sin embargo, antes tengo una distinción crucial para ti: en lugar de *privación*, quiero que pienses en *sanación*. El hecho de aprender desde el principio que ayunando sanamos nuestro cuerpo nos ayuda a cambiar de mentalidad. Yo pienso en el ayuno como mi tratamiento, porque transformó mi salud.

Escribe una lista de objetivos de sanación

Con esta idea en mente, dedica ahora un momento a ayudar a tu mente a replantear el trabajo que vas a hacer por tu cuerpo. Escribe una lista de todos los resultados terapéuticos que esperas conseguir con el ayuno. Por ejemplo:

- reducir los niveles de azúcar en sangre
- mejorar la función tiroidea

- aumentar la fertilidad
- ______________________________
- ______________________________
- ______________________________
- ______________________________
- ______________________________
- ______________________________
- ______________________________
- ______________________________

Fíjate en los objetivos de curación que quieres conseguir. Imagínate alcanzando cada uno de ellos. ¿Hay otros que te gustaría añadir? Cuando hayas completado la lista, cópiala y llévala siempre contigo o pégala en el espejo del cuarto de baño. Cada vez que te invada un sentimiento de privación, echa un vistazo a tu lista de objetivos de sanación y recuérdate que estás en el camino que conduce al bienestar.

Utiliza el lenguaje del bienestar

Los pensamientos son el lenguaje de nuestra mente. Con el tiempo, nuestros pensamientos recurrentes se convierten en creencias y guían nuestra forma de ver el mundo. Nuestros sentimientos son el lenguaje de nuestro cuerpo. Para cambiar cómo nos sentimos, tenemos que cambiar nuestros pensamientos y creencias. Las palabras que utilizamos son poderosas herramientas de cambio. Del mismo modo que quiero que te centres en la sanación y no en la privación, deseo que pienses en recuperarte y no en comer. Así pues, nuestros días de ayuno son días de *sanación* y nuestros días de comida son días de *recuperación*.

Para tener éxito en el ayuno, hay que dejar a un lado el lenguaje de la *privación*, la *gratificación* y la *indulgencia*. En nuestro estilo de vida actual, la comida se ha convertido en nuestra mejor amiga: nos consolamos y pasamos el rato con ella. Cuando ayunamos, no podemos utilizar el lenguaje de la *indulgencia* o la *gratificación* para los días en que comemos, ya que confunde nuestra relación, ya de por sí complicada, con la comida. Cuando replanteamos lo que decidimos comer en nuestros días de recuperación, ya no nos consentimos con refrescos y galletas. Lo que nos conviene es recuperarnos comiendo grasas y nutrientes naturales. Utilizar el lenguaje de la sanación y la reconstrucción nos ayuda a conseguirlo.

Aprender a ayunar, segundo paso: eliminar los aperitivos

Hoy en día, comemos constantemente. El móvil y la televisión nos muestran una avalancha constante de anuncios de comida para llevar y tentempiés rápidos, nuestras guías nutricionales suelen aconsejar seis comidas pequeñas al día y nuestros lugares de trabajo incluyen pausas para el café cada tres o cuatro horas. Pero no siempre ha sido así.

Dejar de picar entre comidas empieza a ampliar nuestro periodo de sanación, flexibiliza nuestro músculo del ayuno y demuestra los beneficios potenciales para la salud del ayuno intermitente.

No picar entre horas es mejor para nuestra salud física

En *Leave It to Beaver* (una popular comedia de televisión de los años cincuenta y sesenta), el hijo menor, Beaver, siempre quiere comer. Quiere un bocadillo antes de cenar o más helado antes de acostarse. Su madre, June Cleaver, le dice siempre que no. Es el único elemento básico de la cultura popular estadounidense que desaconsejaba picar entre horas en favor de tres comidas al día... *y nada más*.

Cuando empecé a ayunar, a mi familia le costó entender la idea, excepto a mi abuela. Recuerdo que decía: «Hasta que no empezamos a comer entre comidas, no engordamos. Nadie enfermaba hasta que empezamos a picar. Cuando tu padre era niño, no había *snacks*. Nadie llevaba a la escuela golosinas para comer durante todo el día; en aquella época era diferente. Hacíamos tres comidas. Eso era todo». Recordaba una época anterior a que comer entre horas formara parte de nuestra existencia cotidiana. Al igual que June Cleaver, mi abuela creía que había que hacer tres comidas al día *y nada más*. Menciono esta anécdota porque saber que no siempre hemos comido como lo hacemos ahora nos ayuda a cuestionar la idea de que es «normal».

Eliminar los aperitivos reduce nuestra carga cognitiva

Aunque siempre hayas picado algo entre comidas como parte de tu plan de alimentación diaria, ten en cuenta que eliminar los tentempiés reduce la carga cognitiva. ¿Qué significa esto? Cuantas más decisiones tenemos que tomar, más aumenta nuestra carga cognitiva, es decir, la tensión mental a la que sometemos a nuestro cerebro para que procese y sintetice la información. Cuando decidimos no picar, no tenemos que volver a plantearnos esa cuestión varias veces al día cuando se nos ofrece o está disponible un aperitivo y no tenemos que decidir qué o cuándo comer entre comidas. Reducir la carga cognitiva es saludable para todos, pero especialmente para quien se sienta muy ocupado o estresado.

Saltarse los aperitivos es un gran trampolín hacia la alimentación restringida en el tiempo

A medida que cambiamos nuestro comportamiento suprimiendo esas comidas entre horas, empezamos a ver las posibilidades de incorporar más periodos de curación a la jornada. Y empezamos a ver los beneficios para el bienestar que se derivan de ello. Entre mis pacientes, veo que este paso previene *una gran cantidad* de enfermedades. Veo reducciones en los niveles de inflamación, resistencia a la insulina y enfermedades como la diabetes tipo 2 y el síndrome de ovario poliquístico, causadas por la resistencia a la insulina. ¿Te animas a probar este paso? Trata de suprimir los *snacks* durante un día. Después, comprueba si puedes hacerlo durante un par de días. Poco a poco, ve aumentando el número de días seguidos, como harías si estuvieras levantando pesas en el gimnasio.

Hay mujeres que se contentan con suprimir los tentempiés. Ese es el camino de bienestar perfecto para la época de su vida en la que se encuentran, porque les permite controlar sus hábitos alimentarios, reducir la inflamación y evitar el aumento de peso. Y lo maravilloso de prescindir de los tentempiés es que, cuando estés preparada, puedes pasar fácilmente a un ayuno de catorce horas sin tener que cambiar absolutamente nada en tu vida. Si desayunas a las ocho de la mañana y terminas de cenar a las seis de la tarde –y no tomas ningún tentempié antes ni después de esas horas (o preferiblemente tampoco durante ese intervalo de tiempo)–, tienes catorce horas entre la última comida del día y la primera de la mañana. Has pasado a un ayuno de catorce horas sin cambiar nada en tu vida, aparte de rechazar los aperitivos.

Si estás sana y quieres mantener una buena salud, quizá lo adecuado para ti sea un ayuno diario de catorce horas (es decir, una alimentación restringida en el tiempo). También puede ser una gran estrategia una vez que hayas recuperado la salud con uno de los protocolos de ayuno más prolongados. Un ayuno de catorce horas diarias no curará tus enfermedades, pero te acercará un paso más al bienestar.

No comer entre comidas nos entrena para afrontar los retos

Muchas mujeres, sobre todo las madres, luchan por conciliar el trabajo, la familia, llevar a los niños a todas partes, asistir a reuniones nocturnas y gestionar el hogar. Y muchas mujeres, madres o no, luchan por encontrar un momento adecuado para comer. Tomar un tentempié sobre la marcha parece más fácil que preparar una comida, y a menudo da la impresión de ser preferible cuando los niños son quisquillosos con la comida, todos comen a horas diferentes, tienes reuniones seguidas o no te apetece cocinar. Sin embargo, aunque esos tentempiés parecen una solución rápida al hambre, como sabemos, causan problemas de salud a largo plazo. Si puedes resistir el impulso de picar –o de sustituir las comidas por tentempiés–, entrenarás tu cuerpo para que se adapte a la progresión fisiológica del ayuno.

En cuanto dejes de picar, te encontrarás con algunos retos que te pondrán a prueba mentalmente y tendrás que recurrir a tu mentalidad sanadora para afrontarlos. Los estímulos para el picoteo están por todas partes. Al pasar por determinadas cafeterías y restaurantes ves y oyes propaganda de comida rápida durante todo el día. De manera que si aun así te resistes a picar, entrenarás tu mente y tu cuerpo para que ignoren las respuestas condicionadas a la comida. Todos hemos normalizado el picoteo: estamos habituados a comer entre horas después del colegio, durante el cine, mientras conducimos...

Si tus amigos y familiares te piden que comas con ellos o se muestran sorprendidos o preocupados cuando dejas de picar (o bien siguen adelante y se comen *sus* aperitivos sin darle importancia), aprenderás a recordarte a ti misma que dejar de picar te está ayudando a alcanzar tus objetivos de sanación.

Estamos habituados a alimentarnos antes de sentir hambre. El hábito de picar hace que a veces sintamos hambre cuando en realidad no necesitamos comida. Es importante recordar que el hambre no aumenta cada vez más, sino que, como una ola, alcanza su punto máximo y luego pasa. Saber esto es muy importante porque te ayuda a tener la paciencia necesaria para cabalgar la ola.

Aquí tienes otros dos consejos que te ayudarán a entrenarte para dominar el hambre. El primero es que, si te resulta difícil evitar el picoteo en una situación o en el momento en que estás habituada a comer, cambies de *lugar*. Por ejemplo, si estás en la cocina mientras otros pican, podrías salir de la habitación o de la casa. El segundo es que, como a menudo el hambre se ve exacerbada por la sed, cuando tengas hambre, pruebes a tomar té verde, agua o café para sentirte saciada.

La constancia es la clave

Recuerda que la constancia es la base del éxito del ayuno intermitente, y esto es especialmente cierto en el caso de las mujeres. La pérdida de peso es más complicada para nosotras porque somos mucho más complejas hormonalmente que los hombres. Pero eso no significa que no podamos obtener los mismos resultados. *Podemos* lograrlo. Simplemente hemos de seguir un camino diferente. Mientras que los hombres tienden a perder mucho peso cuando empiezan a ayunar, esa pérdida de peso luego se ralentiza. Por ejemplo, un hombre puede perder cinco kilos durante la primera semana, pero luego solo uno o dos kilos en la semana número doce, y algunas semanas puede que no pierda nada de peso, ya que su cuerpo intenta deshacerse de la grasa más rebelde.

Lo que vemos en las mujeres es justo lo contrario. Las mujeres son lentas al principio, con poca o ninguna pérdida de peso las primeras semanas. Pero con paciencia y constancia en sus protocolos de ayuno, ¡la pérdida de peso empieza a aumentar! Una mujer puede no perder peso en la primera semana y perder varios kilos durante la semana número doce.

He visto a muchas mujeres arrojar la toalla al cabo de unas semanas porque piensan que el ayuno intermitente no es más que otra moda dietética que no les funcionará. He sido obesa antes, y he probado casi todas las dietas del planeta, por eso lo entiendo. Pero nada que merezca la pena es fácil. La vida es una montaña rusa continua: un día todo va bien, y al día siguiente tu mundo se viene abajo. ¿Y qué nos han enseñado a hacer cuando eso ocurre? Consolarnos con comida. En cualquier etapa de la vida, si eres una mujer que quiere perder peso, tienes que cortar de raíz esta reacción ahora mismo. Nos enfrentamos a baches y obstáculos casi todos los días. Pero si cumples tu ayuno –a menos que tengas un motivo para dejar de seguirlo– obtendrás resultados.

Mientras te preparas para tu primer ayuno, adopta una mentalidad de sanación fuerte y utiliza lo que aprendas al suprimir los tentempiés o al probar un ayuno de catorce horas para desarrollar la constancia y la resistencia. Toda mi vida he observado a pacientes y seres queridos oscilar entre el aumento y la pérdida de peso, y yo pasé los primeros veintisiete años de mi vida oscilando entre un estilo de vida saludable y el abandono total. Y debido a la diabetes tipo 2, el hígado graso y el síndrome de ovario poliquístico resultantes, tuve que ser realista conmigo misma cuando me comprometí a ayunar.

Tenía la opción de intentar alcanzar mis objetivos abandonando el ayuno cuando estuviera estresada por el trabajo, enfadada con mi marido o triste por la muerte de mi abuela. Y esa opción habría significado lidiar con el daño que la diabetes causaba a mi cuerpo. La segunda opción era comprometerme plenamente con el protocolo de ayuno el noventa por ciento del tiempo durante seis meses. Si me exigía menos que eso, terminaría sufriendo el efecto rebote; en cambio, si me exigía más, me resultaría insoportable. Tenía que permitirme algún desliz ocasional, pero no dejar que una mala elección alimentaria se convirtiera en un día o una semana de malas elecciones. Un compromiso firme significaba que podía fijarme el objetivo de superar la obesidad, la diabetes, el síndrome de ovario poliquístico y el hígado graso en seis meses, y seguir adelante con mi vida. Alcanzar ese objetivo fue muy lento al principio, pero, como he dicho antes, nada que funcione de verdad es fácil. La clave era la constancia y, como sabes, en seis meses cumplí la totalidad de mi objetivo de recuperación.

La historia de Halle

Halle tenía unos cincuenta años cuando vino a verme. Había tenido muchos altibajos en su viaje hacia la pérdida de peso a lo largo de las décadas, y se sentía desmotivada. Se había pasado a una dieta vegetariana y había perdido gradualmente unos treinta kilos. Pero en cuanto comenzó a trabajar, empezó a comer alimentos veganos procesados y volvió a engordar. Cuando nos conocimos, Halle no adelgazaba ni siquiera cuando seguía una dieta estricta baja en grasas y calorías. Este es un signo característico de resistencia a la insulina. Le diagnosticaron diabetes tipo 2 y le costaba dar la vuelta a la manzana andando. Con 1,60 de estatura, pesaba cerca de ciento sesenta kilos. Quería respirar con facilidad al caminar y en secreto soñaba con unirse a un club local de senderismo. Ese sueño parecía imposible.

Halle tenía miedo de probar el ayuno intermitente. Estaba tan condicionada a la idea de que adelgazar consistía en perder calorías que le aterraba la idea de pasar periodos sin comer. Confesó que solía asaltar la nevera a las tres de la madrugada porque incluso pasar cuatro horas sin tomar nada le resultaba inconcebible. La animé a que empezara a ayunar gradualmente.

Halle comenzó a restringir el tiempo de comida. Primero se esforzó por pasar doce horas (incluidas las horas de sueño) sin comer. Con el tiempo, cambió sus hábitos y pudo pasar de dieciséis a dieciocho horas sin comer. ¿Y el resultado? Perdió veintisiete kilos solo comiendo sus dos o tres comidas en un intervalo de seis a ocho horas, eliminando todos los tentempiés y suprimiendo todos los carbohidratos procesados. La mayor lucha de Halle fue aumentar su consumo de grasas saludables. Le habían dicho muchas veces que las grasas eran malas, y aunque sabía que la cantidad de colesterol que ingieres no tiene nada que ver con lo altos que sean tus niveles de colesterol, le costó cambiar de mentalidad. Sin embargo, persistió y, paso a paso, introdujo cambios saludables en sus hábitos. Aunque no siempre sigue a la perfección sus planes de alimentación y ayuno intermitente, ha construido una base sólida. Ahora sigue una dieta baja en carbohidratos, rica en grasas saludables y basada principalmente en verduras, con alguna comida ocasional que incluye pescado, huevos o beicon. Ha revertido el curso de su diabetes tipo 2 y ya no padece depresión, niebla cerebral, alimentación emocional,* síndrome rosáceo, acné adulto, acidez estomacal, flemas respiratorias matutinas ni dolores

* N. del T.: La alimentación emocional hace referencia al hecho de comer compulsivamente como respuesta a un estado emocional y no por necesidades fisiológicas.

articulares. Sus migrañas prácticamente han desaparecido y los síntomas de las alergias estacionales han disminuido de forma considerable. Lo mejor de todo es que tiene mucha más energía. Ahora camina unos ocho kilómetros al día ¡y su caminata más larga con el club de senderismo fue de casi veintitrés kilómetros!

Me dijo: «Creo que este modo de vida tan sostenible no solo me ha mantenido sana, sino que me ha devuelto la calidad de vida: es lo máximo en autocuidado».

Si tienes problemas con alguno de los pasos del ayuno, aquí tienes algunas herramientas adicionales –las llamo líquidos para el ayuno y ruedecitas de apoyo– para que ayunar te resulte más fácil y cómodo. Utiliza cualquiera de estos consejos que tu cuerpo necesite o ninguno. Recuerda que el camino de cada persona es diferente y que este es tu camino.

• AYUNAR CON LÍQUIDOS Y RUEDECITAS DE APOYO: DOS *TIPS* PARA FACILITAR EL AYUNO •

A veces nos da miedo probar algo nuevo; es como si nos adentráramos en territorio desconocido. Entiendo que suprimir los tentempiés o dejar de hacer una comida al día (página 197) puede parecerte algo así. Por eso quiero compartir contigo dos recomendaciones para que el ayuno te resulte más fácil. Si sientes que necesitas apoyo durante el ayuno, prueba los líquidos para el ayuno o las ruedecitas de apoyo. Estos líquidos y alimentos de fácil digestión no provocan una respuesta significativa de la insulina en el organismo, por lo que sacian cualquier antojo que puedas tener al tiempo que te permiten continuar el ayuno.

Líquidos para el ayuno

Mantenerte bien hidratada durante el ayuno ayuda a evitar o reducir al mínimo los dolores de cabeza y otros efectos secundarios que podrían producirse a medida que tu cuerpo quema combustible y elimina toxinas. Beber también llena tu vientre de líquido para que te sientas más saciada, y tomar líquidos a sorbos puede ayudarte a mantener las manos ocupadas cuando estás acostumbrada a comer con frecuencia.

Puedes tomar los siguientes líquidos en cualquier momento durante toda clase de ayuno, incluso un ayuno «limpio». El ayuno limpio significa que ingieres únicamente agua, sal natural y magnesio o té o café poco cargado. También puedes combinar estos líquidos con ruedecitas de apoyo (ver más adelante).

1. **Agua:** el agua sin gas o con gas a cualquier temperatura es el líquido para el ayuno por excelencia.
2. **Té o café:** prueba el té o el café caliente o frío servido sin edulcorantes ni cremas.
3. **Zumo de pepinillos sin azúcar o salmuera de aceitunas:** ambos líquidos potencian tus sales y electrolitos.

Ruedecitas de apoyo (ayudas)

Piensa que estas ruedecitas de apoyo te ayudarán a adaptarte cuando la vida se atraviese en tu ayuno. El desfase horario, la falta de sueño, los acontecimientos importantes y el estrés laboral pueden hacer más difícil completar un ayuno con éxito. Por ejemplo, si has empezado un ayuno de veinticuatro horas, pero te sientes fatigada a las dieciséis horas, es mejor utilizar una ruedecita de aprendizaje que abandonar el ayuno. Hay quien dice que el ayuno con ruedecitas es «sucio», porque consumir estas sustancias eleva la insulina, pero yo no utilizo este lenguaje. A muchos de mis clientes estas ayudas les resultan extremadamente útiles cuando pasan de comer muchas veces al día a ayunar. Prueba una de las siguientes opciones si necesitas un estímulo mientras aprendes a ayunar.

- **Aromatizantes para el agua:** el zumo de limón, el zumo de lima o los aceites esenciales comestibles pueden hacer que el agua sepa mejor. Prueba los aceites esenciales comestibles doTERRA o Young Living (no todos los aceites esenciales pueden ingerirse oralmente, así que comprueba bien las etiquetas). Una combinación popular es el aceite esencial de albahaca y pomelo en agua carbonatada.
- **Grasa añadida para el té o el café:** hasta tres cucharaditas de nata espesa (utiliza lácteos de cabra, oveja o búfala si la proteína A1 de la leche de vaca te resulta inflamatoria), leche o crema de coco, leche entera u homogeneizada, o leche de frutos secos casera sin azúcar pueden hacer que el té o el café sean más saciantes. Las leches ricas en grasa son bajas en azúcar, por lo que no interfieren en tu ayuno, ya que no provocan un aumento de insulina. Evita las leches desnatadas, que tienen poca grasa y mucho azúcar; la leche de avena, que suele contener aceite de canola y es inflamatoria; y las leches de frutos secos compradas en tiendas, que contienen aditivos. Si lo prefieres, añade mantequilla o mantequilla clarificada (*ghee*) o triglicéridos de cadena media (TCM) (o toma aceite TCM solo).
- **Sal o canela para el té o el café:** si estás tratando de eliminar la grasa del café, prueba la sal para ayudar a enmascarar el

amargor. La sal hace que el café sea más apetecible para las personas acostumbradas a mucha nata o azúcar. Si quieres dejar los edulcorantes, incluida la estevia, utiliza canela para que el té o el café sepan más dulces. La canela también es un antiinflamatorio natural.

- **Caldo de huesos o caldo de verduras bajo en carbohidratos:** el caldo es sabroso y para muchos es sinónimo de salud. Viértelo en un cuenco y tómatelo con una cuchara para engañar a tu mente haciéndole creer que estás comiendo. También te servirá para no llamar la atención de los demás (y evitar que se pongan a cuestionarte sobre el ayuno) y, de paso, hacer posible que puedas acompañar a tu familia en sus comidas mientras tomas un alimento sano.

Una vez que seas capaz de ayunar con facilidad, procura reducir y finalmente eliminar por completo estas ayudas. Las ruedecitas de apoyo, en particular, son combustible para el cuerpo, lo que eleva la insulina y puede hacer que, si tienes resistencia a la insulina, te estanques en tu camino hacia el bienestar. Por mi experiencia, a las mujeres nos suele costar más que a los hombres eliminar las ruedecitas de apoyo porque nos proporcionan comodidad. Una taza de café con unas cucharadas de nata espesa no parece gran cosa en un día estresante, ¿verdad? Sin embargo, cada vez que una mujer acepta suprimir la nata, el peso empieza a desaparecer, se siente mejor y le resulta más fácil ayunar. De repente, un ayuno de veinticuatro horas parece pan comido e incluso tres días de ayuno se convierten en algo sin importancia.

En este capítulo, has comenzado el trabajo de desarrollar tu músculo del ayuno, trabajando en tu mentalidad y asegurándote de conocer las reglas para ayunar. Mientras seguimos fortaleciendo ese músculo, ten presente lo que has aprendido en este capítulo para enraizar tu viaje en prácticas sanas y seguras. Tómate el tiempo que necesites para sentirte a gusto con estos primeros pasos y para aumentar tu confianza a medida que cambias gradualmente tu comportamiento en torno a la comida. Si cultivas una mentalidad sanadora, estableces objetivos intencionados y te comprometes a suprimir los tentempiés, construirás una base sólida para ayunar de forma segura, sana y satisfactoria.

Conclusiones del capítulo ocho

- El ayuno es como un músculo. Si te entrenas para ayunar paso a paso, tendrás más probabilidades de conseguirlo a largo plazo.
- Prescindir de los aperitivos puede ser todo un reto, pero es una forma estupenda de reducir la inflamación, evitar el aumento de peso y desarrollar tu músculo del ayuno.
- Amplía gradualmente el tiempo entre la última comida del día y la primera de la mañana siguiente, quizá con el objetivo de un ayuno de catorce horas.
- La constancia es la clave. Repito esta idea a lo largo de este libro porque es muy importante. Más adelante, veremos por qué la constancia es tan esencial, pero por ahora concéntrate en ser constante en tus primeros pasos.

9

Cómo empezar y prolongar ayunos más cortos

Utiliza el ayuno de grasas y elimina una comida al día

• • • • •

«Come una sola vez al día, ahora (la cena), durante unos días, hasta que consigas tener un apetito bueno, sano, regular y fiable, y a partir de ahí dedícate permanentemente a comer una comida y un tentempié ligero, sin hacerle caso a la familia».

Mark Twain

Una vez que te sientas bien dejando de picar y haciendo ayunos de catorce horas, es el momento de plantearte ampliar tu ventana de curación y crear una práctica regular de ayuno. Acuérdate de seguir un ritmo que sea seguro para ti y que puedas mantener. Si te resulta difícil gestionar los ayunos de catorce horas (o ayunos más largos más adelante) y los líquidos para el ayuno y las ruedecitas de apoyo (página 185) no son suficientes, prueba a utilizar un enfoque de ayuno de grasas para alargar tu ventana de curación.

El ayuno de grasas se centra en la saciedad –asegurarse de que tu cuerpo se sienta lleno–, lo que te ayuda a frenar las ansias de comer y te permite empezar a ayunar del todo. Si no necesitas el apoyo del ayuno de grasas, puedes decidir saltarte este paso y empezar a prolongar tu ventana de curación dejando de hacer una comida al día. Elige el enfoque que consideres adecuado para ti y para tu cuerpo, y ten presente que puedes cambiar de método si es necesario.

Aprender a ayunar, tercer paso: prueba el ayuno de grasas

Ayunar con grasas significa dar prioridad a una dieta rica en grasas naturales. La grasa dietética estimula la producción de leptina, y la leptina es nuestra principal hormona de la saciedad: nos sentimos llenos cuando comemos grasa dietética. El ayuno de grasas también tiene otro beneficio. La grasa alimentaria no provoca una respuesta inflamatoria en el organismo. Al no comer nada más que grasas naturales, no fomentamos la inflamación ni la exacerbamos. Y además evitamos un problema que aún no hemos analizado, pero que es importante a medida que aprendemos sobre la sensación de saciedad. La leptina, una hormona que ayuda a nuestro cuerpo a mantener un peso normal, puede unirse a la inflamación en lugar de a nuestros receptores de leptina, y esto inhibe nuestra sensación de saciedad. Si no sabemos que estamos saciados, seguimos comiendo sin parar. Cuando nos sentimos llenos, naturalmente queremos dejar de comer. El ayuno de grasas está diseñado para que te sientas saciada comiendo solo unas pocas grasas naturales, tan a menudo como sea necesario. Y lo haces durante el tiempo preciso para que tu cuerpo deje de desear comida, de modo que puedas empezar a ayunar del todo. Aquí te muestro cómo empezar.

Elige grasas naturales que tu cuerpo pueda tolerar

Todos tenemos diferentes tolerancias para digerir distintos tipos y cantidades de grasa. Si un alimento graso te produce náuseas o te resulta desagradable, no lo utilices como parte de tu protocolo de ayuno de grasas. Recuerda que eres lo que comes, así que intenta elegir grasas naturales saludables siempre que sea posible.

Mantén una dieta monótona

Elige tres o cuatro alimentos naturales ricos en grasa que te gusten y te hagan sentir bien cuando los comas –por ejemplo, beicon, huevos, aguacates y aceitunas– y haz todas tus comidas con estos alimentos. No cometas el error de variar mucho. El aburrimiento es parte de lo que te ayuda a alejarte de las comidas frecuentes. Puedes incluso ir más allá y hacer la misma comida una y otra vez, por ejemplo un revuelto o una tortilla. Cuando comemos repetidamente los mismos alimentos, perdemos el apetito por ellos y nos saciamos fácilmente. Cuando estaba de exámenes, por ejemplo, comí *pizza* todos los días durante catorce días hasta que terminé los exámenes. Para entonces, estaba tan harta de *pizza* que no había *nada* que me apeteciera comer.

GRASAS NATURALES Elige entre estas grasas saludables
Aceites (cómpralos ecológicos siempre que puedas): aguacate, oliva virgen extra, TCM (hecho de los ácidos grasos que se encuentran en el aceite de coco, el aceite de palmiste y ciertos productos lácteos) y nuez de macadamia.
Lácteos: queso no procesado; nata entera, nata agria y *crème fraiche*; *ghee* y mantequilla.
Carne: de cualquier tipo (preferiblemente de animales alimentados con pasto).
Aves y huevos (preferiblemente de corral, sin hormonas, ecológicos y de animales alimentados con cereales).
Pescado y marisco (preferiblemente salvaje, no de piscifactoría).
Frutos secos: macadamia, piñones, almendras, nueces, pacanas, nueces de Brasil.
Semillas: chía.
GRASAS REFINADAS Evita estas grasas peligrosas siempre que sea posible
Margarina.
Aceites: vegetal, maíz, canola, semilla de uva, semilla de algodón, cártamo, girasol, soja, cacahuete.
Quesos procesados: lonchas envueltas en plástico, quesos enlatados o en espray, quesos vendidos en tubos o cajas.
Carnes procesadas: mortadela, perritos calientes.
Frutos secos: anacardos y pistachos.

Come siempre que tengas hambre

Cuando hagas ayuno de grasas, no es necesario que hagas pausas entre comidas ni que intentes cronometrar tus comidas o comer durante determinados intervalos. Es importante que te centres en comer cuando sientas hambre, porque el objetivo del ayuno de grasas es ganar control sobre tu músculo del ayuno cuando tengas dificultades –quizá sea la primera vez que ayunas, o estés volviendo a ayunar después de pasar unas vacaciones, o estés experimentando mucho estrés, o tu progesterona esté alta–, controlando la saciedad. El primer día de un ayuno de grasas, puede que sientas hambre y comas dieciocho veces. Al segundo día, quizá sientas hambre y comas nueve veces. Al tercer día, la mayoría de mis clientes afirman que tienen hambre y solo comen una o dos veces. Ayunar se les ha hecho fácil, porque se sienten saciados.

La historia de Fabiana

Cuando Fabiana vino a verme por primera vez, tenía veinticuatro años y trabajaba en el turno de noche en una fábrica. Padecía obesidad y diabetes tipo 2, comía muchos dónuts de la máquina expendedora, y estaba a punto de quedarse ciega por una retinopatía diabética. Le recomendé que probara el ayuno intermitente de veinticuatro a cuarenta y dos horas, tres veces por semana, pero era incapaz de ayunar porque tenía tanta inflamación en el cuerpo que la leptina que producía se unía a la inflamación y le impedía sentirse saciada. Era adicta al azúcar y a comer.

Para ayudarla a romper el ciclo de la inflamación y animarla a ayunar con regularidad, le pregunté a qué dos alimentos que le encantaban renunció cuando empezó a ayunar. Respondió que beicon y huevos. Así que le dije que fuera a casa y cocinara medio kilo de beicon y media docena de huevos. Y que lo comiera siempre que tuviera hambre.

Una semana después, había superado sus ansias de comer por costumbre, comiendo una y otra vez estos dos alimentos naturales ricos en grasa. Y pudo empezar a ayunar eficazmente y controlar su diabetes. Ha perdido más de cuarenta y cinco kilos y ha dejado de tomar todos los medicamentos para la insulina y la hipertensión.

Mi historia

Me casé en Orlando (Florida), aunque ni mi marido ni yo vivíamos allí. Fui a Florida con la mejor intención de comer bien, pero acabé comiendo fatal porque estaba muy estresada. Habíamos planeado toda la boda en tres meses, nuestras familias se reunían por primera vez en la boda y fue en Navidad, así que también hubo celebraciones navideñas. Había mucho que organizar, y me sentía muy presionada. Estuvimos un total de tres semanas en Orlando y la experiencia fue maravillosa. Pero engordé bastante. Comía para sobrellevar el estrés, y además no dejaba de pensar: «¡Tengo que darme un capricho! Es mi boda». Y además eran las fiestas. Pasamos mucho tiempo comiendo y celebrando.
Cuando llegué a casa, tenía hambre todo el rato. Hice un ayuno de grasas durante dos semanas para quitarme el hambre por completo, y ese ayuno de grasas me preparó para seguir un protocolo de ayuno intermitente constante y ceñirme a una buena alimentación. Perdí mucha grasa y alcancé mi porcentaje óptimo de grasa corporal en los dos meses siguientes a ese ayuno porque había sido paciente y

permití que mi cuerpo aprendiera a sentirse saciado ingiriendo grasas.

Si sé de antemano que voy a estar estresada –por ejemplo, voy a organizar una cena de Navidad o de Acción de Gracias para diecinueve personas–, puede que utilice el ayuno de grasas para superar el estrés en lugar de ceñirme a mi periodo de ayuno intermitente programado regularmente.

• PREGUNTAS FRECUENTES SOBRE EL AYUNO DE GRASAS •

Recibo muchas preguntas sobre el ayuno de grasas, tanto de mujeres que están empezando a ayunar como de las que lo utilizan para superar una fase de estancamiento. Por ejemplo, las que realizan con éxito ayunos intermitentes regulares, pero quieren probar un ayuno prolongado, pueden utilizar el ayuno de grasas para ayudar a suprimir el apetito durante la transición. A continuación, veremos algunas de las preguntas más frecuentes y mis respuestas.

¿Cuándo debo utilizar el ayuno de grasas?

El ayuno de grasas es versátil. Lo recomiendo a quienes se inician en el ayuno y tienen problemas para hacer la transición de la supresión de los tentempiés a los ayunos de catorce horas o más. Al suprimir el apetito, el ayuno graso elimina la respuesta condicionada a comer. Por la misma razón, lo recomiendo a las personas que intentan pasar de un protocolo de ayuno intermitente regular a un ayuno prolongado (consulta el capítulo diez).

El ayuno graso es útil cuando el organismo está inflamado porque no provoca más inflamación y permite que nos sintamos saciados. Es una buena estrategia para recuperarse de un periodo de mala alimentación o de comer en exceso, como en unas vacaciones o en una ocasión especial. Si por comer constantemente y consumir muchos hidratos de carbono has hecho que tu cuerpo segregue mucha insulina, te sentirás pesada porque estás reteniendo agua. Si te lanzas a un ayuno estricto, perderás una tonelada de agua y muchos electrolitos, lo que causa a tu cuerpo un estrés extremo. Por esta razón, siempre recomiendo hacer un ayuno de grasas para reponer electrolitos más fácilmente y recuperar el control de la insulina.

¿Se puede combinar el ayuno de grasas con otros protocolos de ayuno?

Sí, sin duda. Puedes combinar el ayuno de grasas con las estrategias de ayuno habituales. Durante un ayuno de grasas, te permites comer cuando tienes antojos, pero cuando sigues un protocolo de ayuno normal, aguantas la ola de hambre y esperas hasta la siguiente comida programada. Combinar ambas estrategias puede ser útil al iniciar un ayuno para aprender a controlar los antojos.

¿Puedo tomar bebidas grasas y caldo de huesos?

Sí, puedes consumir estas bebidas como alimentos grasos durante el ayuno de grasas.

¿Cuáles son los mejores alimentos para el ayuno graso?

Cualquier producto animal es una buena opción. Prueba los huevos, el beicon o la panceta de cerdo, y la ternera, especialmente un corte más graso, como el ribeye. Los muslos y las patas de pollo, a diferencia de la pechuga de pollo sin piel, también son una gran alternativa. Los pescados grasos, como el salmón, son saciantes. El aceite de oliva, de coco, de nuez de macadamia, el *ghee*, el sebo de vacuno, la grasa de pato y la mayonesa a base de aceite te ayudarán a saciarte. Yo suelo comer beicon, alitas de pollo y ternera, junto con verduras de hoja verde cocinadas en grasa de pato. Si comes alimentos vegetales, prueba a cocinar las verduras de hoja verde en aceites vegetales; tal vez la col rizada cocinada en aceite de aguacate podría ser uno de tus cuatro alimentos. El aguacate rociado con aceite de oliva es estupendo para un ayuno de grasas.

¿Debo evitar algún alimento durante el ayuno graso?

Evita los lácteos, los frutos secos y las semillas, que pueden ser inflamatorios. A menudo, quienes no consiguen suprimir el apetito tienen mucha inflamación en el organismo. Si eres omnívoro o carnívoro, elimina estas tres categorías de alimentos. Si sigues una dieta vegetal, elimina los lácteos y los frutos secos, pero come semillas para obtener suficientes proteínas. Si eres vegetariano y tomas lácteos, puede que necesites consumirlos para obtener suficiente grasa.

Aprender a ayunar, cuarto paso: suprime una comida al día

Una vez que te hayas acostumbrado a vivir sin tentempiés y a ayunar con grasa, el siguiente paso es suprimir una de las tres comidas del día. La mayoría de mis clientes empiezan a ayunar suprimiendo el desayuno. (Esto es diferente de *comer* una comida al día, u OMAD, que veremos un poco más adelante en el libro). El resultado es un ayuno de dieciséis a dieciocho horas al día, dependiendo de la hora de la comida. Probablemente hayas visto u oído la expresión *ayuno 16/8* o *18/6* en revistas, en la televisión o en las redes sociales. También se denomina *alimentación restringida en el tiempo*, porque al dejar de hacer una comida al día, acabas comiendo en un determinado intervalo de tiempo.

Estudios recientes han cuestionado la eficacia de la alimentación restringida en el tiempo para perder peso.[1] Y, según mi experiencia, no siempre vemos que este tipo de ayuno resuelva problemas metabólicos. Pero un ayuno 16/8 o 18/6 es estupendo para mantener una buena salud o abordar problemas leves, como reducir pequeñas cantidades de inflamación en el organismo. Es una herramienta excelente para ayudar a las mujeres, con SOP, diabetes tipo 2 o un peso persistente tras el parto, a desarrollar el músculo del ayuno. Como en los tres pasos anteriores, dejar una comida al día de forma gradual y segura te acerca a un ayuno terapéutico más prolongado. A continuación te indico la forma más sencilla de eliminar una comida al día.

Eliminar el desayuno

El desayuno suele ser la comida que la gente decide eliminar porque no tiene tiempo de comer por la mañana. Dado que muchos de los desayunos en los países occidentales industrializados están repletos de azúcar y carbohidratos, es una buena idea eliminarlo. Piensa en las opciones habituales: tortitas o cereales, torrijas o gofres, tostadas o bollería con mermelada o chocolate para untar. Cuando decidimos renunciar a este tipo de desayuno, estamos ayudando a nuestro cuerpo al eliminar el enorme subidón de azúcar con el que solemos empezar el día.

Si te alarma la idea de saltarte el desayuno, no eres la única. A la mayoría se nos ha inculcado que el desayuno es la comida más importante del día. Cuando lo hayas probado unas cuantas veces, te darás cuenta de lo fácil que es. Al saltarnos el desayuno, nuestra primera comida del día se convierte en el almuerzo. En nuestros países eso suele significar más opciones saludables de alimentos integrales, como ensalada verde, carne, sopa y verduras cocidas. Recuerda que nuestra mentalidad sanadora considera que la alimentación equivale a *recuperación*, así que selecciona alimentos integrales y sanos para apoyar a tu cuerpo y avanzar más rápidamente en tu camino hacia el bienestar.

Mi historia

Nunca me había gustado desayunar, así que cuando empecé a ayunar, me lancé a ayunos de dieciséis o dieciocho horas diarias. Los días laborables, hacía un ayuno de dieciocho horas al día. Me encantaba la libertad de no tener que desayunar nunca. El siguiente paso fue profundizar en mis ayunos fortaleciendo el músculo del ayuno. Realicé tres ayunos de veinticuatro horas a la semana durante un mes. Fue fácil. Entonces, una noche me olvidé de cenar e hice mi primer ayuno de treinta y seis horas sin darme cuenta. Este ayuno más largo también me resultó fácil.

Empecé a experimentar con ayunos prolongados. Probé tres ayunos de cuarenta y dos horas, pero mi función tiroidea no era muy buena y mis glándulas suprarrenales estaban débiles. Así que ajusté mi práctica del ayuno para favorecer la función tiroidea y suprarrenal. Además, el estrés acumulado del día a día y los ayunos me hacían muy difícil ayunar los viernes. No tenía planes importantes todos los viernes por la noche, pero solía ir a cenar con amigos o con mi marido. Mi protocolo terapéutico se convirtió en dos ayunos semanales de cuarenta y dos horas, más uno de veinticuatro horas. Hacía un ayuno de cuarenta y dos horas los lunes y los miércoles (comía y cenaba los martes y los jueves) y luego hacía uno de veinticuatro horas los viernes, empezando justo después de cenar los jueves. Los sábados y domingos comía tres veces al día. Lo hice durante seis meses. Es muy importante volver a nuestra mentalidad, y así es como me las arreglé esos seis primeros meses. Elegí el ayuno como terapia para mi enfermedad. Me comprometí con esa terapia tres veces por semana, como me habría comprometido con los tratamientos de quimioterapia. Hoy en día, mantengo un plan de alimentación de dieciséis o dieciocho horas de tiempo restringido todos los días. Ahora que he alcanzado mis objetivos, la alimentación de tiempo restringido me ayuda a mantener mi salud y mi peso. De vez en cuando, hago un ayuno de veinticuatro horas.

Mi mayor reto es que me encanta picar. No me gusta cocinar, así que prefiero picar. Puedo comer frutos secos, aceitunas, cecina o unas lonchas de jamón serrano. Con el programa *online* hacemos retos en grupo y cada tres meses llevamos a cabo un reto de no picar: eso le cuesta a todo el mundo. Estamos muy ocupadas y picar es fácil. Sin embargo, el ayuno se ha convertido en mi estilo de vida y me ayuda a hacer frente a lapsus como el picoteo.

Mi marido y yo fuimos a cenar una noche al Keg, y los comensales de al lado habían pedido de todo: aperitivos, ensaladas, platos principales y postres. La comida seguía y seguía. Mi marido me dijo: «Esta no es su única comida. Probablemente ya han comido hoy. ¿Te imaginas volver a comer así?».

Si dominas los cuatro pasos que hemos visto en este capítulo y el anterior –crear una mentalidad sanadora, eliminar los tentempiés, utilizar el ayuno de grasas y dejar de hacer una comida al día–, construirás una base sólida para pasar a los ayunos terapéuticos, los tipos de protocolos que te ayudan a prevenir y revertir enfermedades. Recuerda que si tienes dificultades, siempre puedes volver a estos cuatro pasos. Renueva tu compromiso con tus objetivos de recuperación. Reconstruye tu confianza dejando de picar entre comidas. Haz un ayuno de grasas para frenar tus antojos y recalibrar tu cuerpo. Y luego suprime gradualmente una comida al día. En poco tiempo, estarás preparada para afrontar con seguridad y eficacia ayunos más prolongados.

Aunque para aprender a ayunar hemos utilizado un método paso a paso, te recomiendo que pases a un ayuno de veinticuatro horas tres veces por semana en cuanto te sientas cómoda haciéndolo. Después de haber ido incorporando cada uno de los cuatro pasos a lo largo de un mes, no deberías experimentar muchas molestias. El punto óptimo para la salud de la mayoría de las mujeres es un ayuno de veinticuatro a cuarenta y dos horas, tres días a la semana, en los días y horas que mejor se adapten a su estilo de vida. Veremos estos ayunos intermitentes en el próximo capítulo.

Si tu relación con la comida ha sido siempre conflictiva, o incluso si no lo ha sido, un enfoque paso a paso puede ayudarte a incorporar el ayuno terapéutico a tu vida, por difícil que te resulte.

• CONSEJO DE EXPERTA •

Planifica actividades para tus días de ayuno con antelación, de modo que siempre tengas un plan de acción antes de que te entre el bajón o sientas hambre durante el ayuno.

Si normalmente te entra hambre a las seis de la tarde, por ejemplo, ve al gimnasio o a una clase de *fitness* a esa hora. Si estás estresada por el trabajo, sal a dar un paseo en lugar de comer. Date un baño de sales de Epsom si te sientes cansada y frustrada en casa, o lee un libro en la terraza o en el jardín, u organiza tu armario en lugar de abrir la nevera. Queda con una buena amiga para tomar un té o un café. Organiza unas vacaciones para cuando alcances tus objetivos. Utiliza estos consejos de planificación anticipada para mantenerte en el buen camino y motivada, de modo que puedas seguir experimentando los beneficios del ayuno.

Conclusiones del capítulo nueve

- Utiliza el ayuno de grasas si tienes problemas de hambre. Cada vez que tengas hambre, sigue una dieta basada en cuatro alimentos ricos en grasa hasta que aprendas a controlar tus antojos.
- Los ayunos terapéuticos, de al menos veinticuatro horas e intermitentes, son los que previenen y reducen las enfermedades con mayor eficacia. Pero lanzarse directamente a uno de estos ayunos puede ser peligroso y poco efectivo. Empieza dejando una comida al día para entrenar el músculo del ayuno.
- Las estrategias de ayuno más prolongadas, como los ayunos de veinticuatro, treinta y seis, cuarenta y dos o cuarenta y ocho horas, requieren un músculo del ayuno fuerte: entrena estos protocolos y aprende a realizarlos eficazmente en el capítulo siguiente.

10

Estrategias de ayunos más prolongados

Ayunos terapéuticos para revertir y prevenir enfermedades

• • • • •

«La práctica, observada por muchos médicos de la vieja escuela, que hacían ayunar provechosamente a sus diabéticos un día a la semana, nos ha dado la pauta del ayuno intermitente».

Dr. Elliott P. Joslin

Al llegar a este capítulo, espero que hayas pasado varias semanas siguiendo los cuatro pasos de los dos últimos capítulos. Ya has analizado tu mentalidad, has eliminado los tentempiés, tal vez hayas probado el ayuno de grasas e iniciado ayunos 16/8 o 18/6 dejando de hacer una comida al día. Has aprendido estrategias para enfrentarte a la oleada de hambre y habitualmente eres capaz de decir «no» cuando alguien te ofrece algo de comida fuera de tu franja horaria de alimentación. Las estrategias de ayuno más cortas que hemos visto son estupendas para acostumbrarte a ayunar, pero para curar enfermedades y mejorar la salud, creo que debes plantearte protocolos de ayuno más prolongados. Los ayunos terapéuticos tienen dos criterios: deben durar al menos veinticuatro horas y deben ser intermitentes. Los ayunos constantes e intermitentes de veinticuatro horas o más revierten la enfermedad en las mujeres con desequilibrios hormonales. Y según mi experiencia clínica, los ayunos más prolongados también ayudan a revertir enfermedades metabólicas, como el SOP, y a perder más de siete kilos de peso.

En este capítulo examinaremos más detenidamente cómo utilizar con éxito el ayuno terapéutico para controlar nuestra salud y curar nuestras enfermedades. Se trata de experiencias de ayuno más profundas e intensas que pueden transformar tu cuerpo y tu salud, pero requieren compromiso, constancia y *tiempo* para ser eficaces. Se tarda de diez a quince años en desarrollar la diabetes tipo 2, lo cual es mucho tiempo para que tu cuerpo pueda experimentar un cambio en su forma de funcionar. La buena noticia es que se tarda menos en revertir esos efectos. He visto a clientes revertir enfermedades metabólicas a los seis meses de empezar el ayuno intermitente –y yo misma he logrado ese cambio–, pero para conseguirlo, la constancia es clave. Lo más importante es **que encuentres el protocolo de ayuno que mejor se adapte a ti**, para que seas constante y tengas éxito.

Los protocolos de ayuno terapéutico varían en duración, y el tipo de ayuno que te conviene dependerá de tu estado de salud actual y de tus objetivos de curación. Te recomiendo que hagas tu ayuno como harías cualquier tratamiento médico: de forma constante y activa, sabiendo que el cambio lleva su tiempo, pero que estás siguiendo un camino probado y contrastado hacia el bienestar que innumerables mujeres han seguido antes que tú.

Para la mayoría de las personas, ayunar tres veces por semana es lo más viable y proporciona los mejores resultados. Sin embargo, puedes empezar con un tipo de ayuno terapéutico y luego probar otro a medida que cambien tus objetivos de curación. O puedes empezar con un ayuno de veinticuatro horas tres veces por semana y prolongar lentamente los periodos de curación, para ver cómo responde tu cuerpo. Trabaja con tu médico para determinar qué ayuno se adapta mejor a tus necesidades actuales. Y, por favor, revisa de nuevo las reglas para ayunar (página 171) antes de hacer cambios profundos.

Integrar ayunos terapéuticos intermitentes en tu vida puede aportarte muchos beneficios, y te animo a que los pruebes. Gracias a mi propia experiencia y a la de miles de clientes con los que he trabajado, he aprendido algunas estrategias para facilitarte el ayuno. Tenlas presentes a medida que progreses en tu viaje de ayuno.

• DIEZ CONSEJOS PARA AYUNAR CORRECTAMENTE •

1. Ve siempre sobre seguro

Nuestra regla número uno es estar siempre fuera de peligro durante el ayuno. Si no te encuentras bien o no estás segura de algo, deja de ayunar y busca ayuda. Siempre habrá otro día para ayunar. No te presiones ni te metas en problemas.

2. Bebe más agua

Empieza cada mañana con un vaso lleno de agua de 250 mililitros. Mantenerte hidratada te hace sentir bien.

3. Mantente ocupada

Elige ayunar en un día ajetreado en el trabajo. Estar ocupada mantiene tu mente alejada de la comida y te da tiempo extra para hacer tu trabajo. ¡Todo son ventajas!

4. Cabalga las olas

Recuerda que el hambre viene en oleadas; no es continua. El hambre no sube y sube hasta que comes. Alcanza su punto máximo y luego baja. Cuando tengas hambre, piensa: «No tengo hambre, tengo sed». Bebe un vaso de agua o una taza de café o té. Esa pequeña acción te ayudará a seguir adelante.

5. Bebe café, té o infusiones de hierbas

Tanto el té verde como el café son supresores suaves del apetito y contienen cafeína, que ayuda a mantener alta tu tasa metabólica. Los tés negros, *oolong* o infusiones de hierbas también son aceptables. Recuerda omitir los edulcorantes y las cremas.

6. ¡Shh! No hables del ayuno

Algunas personas se desaniman porque no comprenden los beneficios del ayuno. Así que, aparte de hablar con tu médico, no comentes el hecho de que estás ayunando, a menos que sepas que vas a recibir el apoyo que mereces.

7. Dale a tu cuerpo un mes para adaptarse

Tu cuerpo necesita tiempo para acostumbrarse al ayuno. Los primeros ayunos pueden ser difíciles, así que prepárate. No te desanimes, porque el ayuno *se volverá más fácil*.

8. Encájalo en tu vida

No te limites socialmente por ayunar. Organiza tu horario de ayuno para que se adapte a tu estilo de vida y ajusta ese horario semana a semana o mes a mes, si es necesario.

9. El ayuno no es una excusa para comer mal

Durante los días que no ayunes, sigue una dieta nutritiva baja en azúcares y carbohidratos refinados para obtener mejores resultados. Recuerda tu mentalidad sanadora: te estás curando y recuperando. Elige alimentos nutritivos.

10. Cuando hayas terminado, actúa como si nunca hubieras ayunado

Ayunar no es una excusa para darse un atracón de comida después. Comer en exceso y seguir una dieta inadecuada puede retrasar tu progreso y desanimarte. Recuerda que no te estás privando cuando ayunas, así que no necesitas «recompensarte» comiendo de más.

Generalmente hablamos de estrategias de tres ayunos a la semana, de dos ayunos a la semana y de protocolos de ayuno prolongado. Veamos ahora cada uno de estos tipos de estrategias de ayuno.

Estrategias de tres ayunos a la semana: ayunos de 24 a 48 horas

Según mi experiencia clínica, la regla de oro para abordar los problemas metabólicos de las mujeres es hacer tres ayunos a la semana de veinticuatro a cuarenta y dos horas cada uno. He trabajado con más de veinte mil personas, y ayunar tres veces a la semana parece ser el punto óptimo para obtener resultados, mantener la motivación y avanzar por el camino del bienestar. Al probar un protocolo de tres ayunos semanales, tanto si los ayunos son de veinticuatro, treinta, treinta y seis o cuarenta y dos horas cada vez, las mujeres muestran resultados claros y se sienten motivadas por su éxito.

La razón por la que tres veces a la semana funciona bien para tanta gente es que crea una rutina que ayuda a romper los malos hábitos alimentarios. Los clientes saben que no deben picar ni comer alimentos poco saludables, como dulces, pero al principio del ayuno es difícil romper esos malos hábitos arraigados. Sé lo complicado que es, porque picar entre horas es mi principal reto, ¡y llevo años ayunando! Cuando la gente no ayuna con suficiente frecuencia, el ayuno por sí solo no rompe los viejos hábitos en torno a la comida. A menudo veo a mujeres que llevan toda la vida haciendo dietas, y sus hábitos alimentarios se basan en un ciclo de atracones y dietas que se ha normalizado para ellas, privando a su cuerpo de nutrientes y creando relaciones poco saludables con la comida. Cuando la comida es nuestra mejor amiga, y no nos tomamos descansos para comer, esos viejos hábitos pueden ser muy difíciles de cambiar.

Ayunar con regularidad, tres días a la semana en días alternos, ayuda a las mujeres a ver resultados. Y en lugar de abandonar rápidamente, suponiendo que el ayuno es como cualquiera de las innumerables dietas que han probado, se sienten más motivadas para seguir cambiando sus patrones alimentarios porque ven cómo funciona de verdad el ayuno. Dicho esto, la estrategia de tres veces a la semana debes seguirla durante seis meses o un año para que veas resultados auténticos y duraderos y para que mejore tu motivación. La motivación es fugaz para muchas de nosotras en el mejor de los casos, y todo el mundo necesita ver resultados para seguir avanzando.

La historia de Pia y Nina

Dos gemelas idénticas de Vancouver se pusieron en contacto conmigo para perder peso. Eran tan parecidas que hasta sus análisis de sangre coincidían. Tenían una composición corporal idéntica, pero disposiciones muy diferentes cuando se trataba de ayunar.

Una gemela era mucho más moderada. Trataba el ayuno como una terapia: a veces sus ayunos eran de veinticuatro horas, a veces de cuarenta y dos, pero era constante y obtenía resultados fantásticos. Se sentía segura de sí misma y con energía. Un año después de empezar a ayunar, se encontraba cómoda en traje de baño con su familia en la playa. Estaba tan a gusto en su propia piel que disfrutó de verdad de sus vacaciones por primera vez en años.

Su hermana adoptó una actitud más extrema respecto al ayuno. Decidió que iba a transformarse haciendo un ayuno de cinco días una vez al mes durante seis meses y olvidándose de ayunar todos los demás días del mes. Tras esos seis primeros meses, abandonó el ayuno. Al cabo del año, esta gemela no había perdido peso ni había ganado energía. Aunque había conseguido ayunos más largos y extremos que su hermana, no había mantenido la constancia. Se sentía fracasada y había perdido la motivación.

Si fueras al gimnasio una sola vez al mes, no esperarías ponerte más fuerte, pero esta gemela esperaba grandes resultados con ayunos más largos y menos constantes que su hermana. Recuerda, la constancia es clave, no solo para perder peso y alcanzar tus objetivos de curación, sino para mantener la motivación.

La gemela que tuvo éxito mantiene sus objetivos de ayuno. Ahora su hermana ha adoptado un enfoque moderado, ha perdido peso y se siente estupendamente.

Para integrar con éxito tres ayunos a la semana, encájalos en cualquier combinación que se adapte a tu horario. Puedes escalonar tus ayunos, por ejemplo uno el lunes, otro el miércoles y otro el viernes. Es estupendo elegir días en los que estés ocupada para distraerte, pero asegúrate de no estar tan atareada que te fatigues en exceso. Cuando empecé, ayunaba los lunes, miércoles y viernes, que eran mis días de trabajo más ajetreados de la semana, y apenas me daba cuenta de que estaba ayunando. Sabía que los fines de semana serían demasiado difíciles como días de ayuno, en parte porque tendría tiempo de mirar la nevera en vez de correr de reunión en reunión. Sin embargo, es importante que no elijas una semana extremadamente cargada de trabajo para iniciar ayunos más prolongados, porque entonces el ayuno podría resultar agotador y desalentador. Recuerda, mantenerte motivada te ayuda a ser constante, y eso transformará tu salud a largo plazo.

Los imprevistos nos ocurren a todas, y si algunas semanas no puedes incorporar tres ayunos de al menos veinticuatro horas, mi consejo es que *hagas ayunos de dieciséis o dieciocho horas* para mantener los resultados, aunque estos no sean tan rápidos ni tan visibles como con los ayunos más prolongados.

Tres ayunos de 24 horas a la semana

Un ayuno de veinticuatro horas significa dejar de hacer dos comidas seguidas cada día. Digamos que cenas el martes por la noche, luego *no desayunas ni almuerzas* y cenas al día siguiente, el miércoles. Eso es un ayuno de veinticuatro horas. Pero lo agradable del ayuno es que no tienes que ser exacto. Si comes veintitrés horas y media después de tu última comida, el ayuno seguirá siendo eficaz. Aquí tienes un ejemplo de plan de ayuno:

PLAN PARA UN AYUNO DE 24 HORAS DE CENA A CENA TRES VECES POR SEMANA

DOMINGO	LUNES	MARTES	MIÉRCOLES	JUEVES	VIERNES	SÁBADO
Ayuno	Ayuno	Ayuno	Ayuno	Ayuno	Ayuno	Ayuno
Almuerzo	Ayuno	Almuerzo	Ayuno	Almuerzo	Ayuno	Almuerzo
Cena	Cena	Cena	Cena	Cena	Cena	Cena

Este ayuno de veinticuatro horas de la cena a la cena funciona bien para muchos de mis clientes, que encuentran este ritmo más fácil de incorporar a su estilo de vida. Sin embargo, a algunas personas les resulta muy difícil ayunar veinticuatro horas de la cena a la cena, si padecen una enfermedad tiroidea o si están deshidratadas, lo que somete a sus glándulas suprarrenales a una gran tensión. Se sienten extremadamente fatigadas hacia las cuatro de la tarde, tienen antojos de comida basura o experimentan dolores de cabeza y letargo. Si este es tu caso, o si un ayuno de veinticuatro horas de cena a cena entra en conflicto con tu estilo de vida o tu rutina laboral, prueba en su lugar un ayuno de almuerzo a almuerzo o de desayuno a desayuno.

La sincronización puede ser la diferencia entre la lucha y el éxito. En Colombia, donde el almuerzo es la comida central del día, muchos clientes prefieren los ayunos de almuerzo a almuerzo. En otras palabras, almuerzan, luego *no cenan ni desayunan* y vuelven a comer al mediodía del día siguiente.

PLAN PARA UN AYUNO DE 24 HORAS DE ALMUERZO A ALMUERZO TRES VECES POR SEMANA

DOMINGO	LUNES	MARTES	MIÉRCOLES	JUEVES	VIERNES	SÁBADO
Ayuno	Ayuno	Ayuno	Ayuno	Ayuno	Ayuno	Ayuno
Almuerzo	Almuerzo	Almuerzo	Almuerzo	Almuerzo	Almuerzo	Almuerzo
Ayuno	Cena	Ayuno	Cena	Ayuno	Cena	Cena

Aquí en Norteamérica también veo clientes que eligen hacer un ayuno de almuerzo a almuerzo, sobre todo si tienen antojos frecuentes después del mediodía o problemas de tiroides. Un ayuno de almuerzo a almuerzo puede actuar como un flotador que mantiene a una persona a flote hasta que su tiroides y sus glándulas suprarrenales son lo bastante fuertes como para ayunar más.

Nuestra principal hormona del estrés, el cortisol, fluctúa a lo largo del día. Es más alta por la mañana y tiene un pequeño pico hacia las cuatro de la tarde, antes de bajar para que podamos dormir por la noche. Debido a todos los factores estresantes de la vida –incluido el ayuno, que tiene un coste físico para el organismo–, a muchos nos falta cortisol por la tarde, lo que hace que tengamos antojo de comida basura. Puede que ni siquiera te gusten los dulces, pero te das cuenta de que te apetecen por la tarde. Eso se debe a que el azúcar pone en acción nuestras glándulas suprarrenales por la tarde, ayudándonos a producir cortisol. Así que, al comer, proporcionas a tu cuerpo sodio, magnesio y vitamina B para ayudar a las glándulas suprarrenales. Cuando llegan las cuatro de la tarde, la glándula suprarrenal tiene las herramientas que necesita (nutrientes) para evitar entrar en ese estado de fatiga.

La comida a mediodía puede ser mejor para las mujeres que tienen problemas de tiroides, diagnosticados o no. (Muchas mujeres no saben que tienen hipotiroidismo. La mayoría simplemente aceptamos que estamos cansadas todo el tiempo, pero en realidad tenemos un problema de tiroides no diagnosticado, a menudo causado por la inflamación). Cuando la tiroides es deficiente, hace que las suprarrenales trabajen más, exacerbando los antojos y la fatiga por la tarde. Al almorzar y apoyar a las suprarrenales, mitigamos esos efectos.

• CÓMO GARANTIZAR QUE TU AYUNO SEA INTERMITENTE •

Dejar de hacer dos comidas al día por sí solo no convierte un ayuno de veinticuatro horas en terapéutico. El ayuno también debe ser intermitente. OMAD significa 'una comida al día' (en inglés), y es una forma de ayuno en la que solo comes una vez al día, saltándote las otras dos. No es un protocolo de ayuno intermitente; las personas que siguen una dieta OMAD lo hacen todos los días. El problema de este enfoque es que el cuerpo se adapta al protocolo y el metabolismo se ralentiza del mismo modo que ocurre con una dieta de restricción calórica. En una dieta OMAD se ingieren muy pocas calorías, y nuestro cuerpo se adapta a la pauta. Tras una cierta pérdida de peso inicial, el metabolismo se ralentiza.

Las mujeres que realizan un ayuno de veinticuatro horas y alimentan a una familia suelen tener dificultades para hacer una comida sana al día. La única comida puede ser una dieta norteamericana para niños: perritos calientes o *nuggets* de pollo. Lo que pretendemos es un enfoque sano y equilibrado que además sea *intermitente*.

Si te parece que comer una comida al día se adapta a tu estilo de vida, te recomiendo que alternes qué comida te saltas para obtener los beneficios del ayuno intermitente sin la ralentización de una dieta OMAD rutinaria.

Tres ayunos 30/16 a la semana

Tres ayunos 30/16 a la semana significa que ayunas durante treinta horas tres veces a la semana. Una forma habitual de hacerlo es terminar el almuerzo de un día y no volver a comer hasta la cena del día siguiente. Te saltas la cena, el desayuno y el almuerzo. Por ejemplo, puedes empezar a ayunar después de almorzar el lunes y volver a comer en la cena del martes. Y repetirlo de miércoles a jueves y de viernes a sábado. He aquí un ejemplo:

PLAN PARA UN AYUNO DE 30 HORAS TRES VECES POR SEMANA

DOMINGO	LUNES	MARTES	MIÉRCOLES	JUEVES	VIERNES	SÁBADO
Ayuno	Ayuno	Ayuno	Ayuno	Ayuno	Ayuno	Desayuno
Almuerzo	Ayuno	Almuerzo	Ayuno	Almuerzo	Ayuno	Almuerzo
Ayuno	Cena	Ayuno	Cena	Ayuno	Cena	Cena

Muchos de mis clientes disfrutan de la facilidad del programa 30/16. La otra ventaja de este protocolo es que entras en un ayuno quemagrasas más profundo, lo que genera mejores resultados y te ayuda a aprender a ayunar durante más tiempo. Según mi experiencia clínica, algunos de los ayunos más largos generan los mejores resultados.

Tres ayunos de 36 horas a la semana

Tres ayunos de treinta y seis horas por semana significa esencialmente un día completo sin comer seguido de un día completo con tres comidas. Podrías hacer tres comidas el domingo y luego saltarte el desayuno, el almuerzo y la cena el lunes, y repetir esa duración del ayuno dos veces más en la semana.

PLAN DE AYUNO DE 36 HORAS TRES VECES POR SEMANA

DOMINGO	LUNES	MARTES	MIÉRCOLES	JUEVES	VIERNES	SÁBADO
Desayuno	Ayuno	Desayuno	Ayuno	Desayuno	Ayuno	Desayuno
Almuerzo	Ayuno	Almuerzo	Ayuno	Almuerzo	Ayuno	Almuerzo
Cena	Ayuno	Cena	Ayuno	Cena	Ayuno	Cena

Este programa es lo que yo llamo un enfoque estándar de oro para la pérdida de peso y la remisión de la diabetes tipo 2. Un ayuno de treinta y seis horas tres veces por semana reduce los niveles de insulina y te proporciona unas buenas doce horas de ayuno para perder grasa en profundidad. Durante el ayuno de pérdida de grasa profunda, pierdes alrededor de 200 gramos de peso cada vez. Si sigues este protocolo, descubrirás que sueles perder un kilo de grasa a la semana. Otra ventaja de tres ayunos de treinta y seis horas es la reducción de la carga cognitiva; pasas mucho menos tiempo controlando los horarios o pensando en comer. Mis clientes disfrutan profundamente de sus comidas, ven excelentes resultados del ayuno y disfrutan de la libertad de no tener que detener sus días para comer hasta que llega el momento de romper el ayuno.

Tres ayunos semanales de 42 horas

Tres ayunos semanales de cuarenta y dos horas es más o menos lo mismo que tres ayunos semanales de treinta y seis horas, *salvo* que no desayunas los días que rompes el ayuno. Así, podrías cenar el domingo, ayunar todo el lunes y saltarte el desayuno del martes. Luego planificas un almuerzo sano y nutritivo el martes, reintroduciendo tu cuerpo en la comida tras la larga pausa. Y repite ese ciclo durante toda la semana.

PLAN DE AYUNO DE 42 HORAS TRES VECES POR SEMANA

DOMINGO	LUNES	MARTES	MIÉRCOLES	JUEVES	VIERNES	SÁBADO
Desayuno	Ayuno	Ayuno	Ayuno	Ayuno	Ayuno	Ayuno
Almuerzo	Ayuno	Almuerzo	Ayuno	Almuerzo	Ayuno	Almuerzo
Cena	Ayuno	Cena	Ayuno	Cena	Ayuno	Cena

Este protocolo puede ser muy eficaz para evitar el efecto amanecer (ver más adelante), porque con los ayunos de cuarenta y dos horas la mayoría de la gente no come hasta el almuerzo. A primera hora de la mañana, experimentamos de forma natural un aumento de la glucosa en sangre a medida que nuestro cuerpo se prepara para el día. Muchas mujeres que tienen prisa por la mañana comen algo rápido, como cereales azucarados. Están introduciendo una gran cantidad de azúcar tras un largo periodo sin comer, lo cual, sumado al efecto amanecer, hace que se sientan fatal. Tomarse tiempo para planificar una comida sana después del ayuno es crucial, pero un ayuno de cuarenta y dos horas también puede ayudar.

• EL EFECTO AMANECER •

El efecto amanecer, también llamado fenómeno del amanecer, es creado por el ritmo circadiano. Por la mañana, los desencadenantes hormonales nos despiertan. Nuestro cuerpo segrega niveles más altos de noradrenalina y cortisol para darnos energía para el día entrante. También segrega glucagón, que traslada la glucosa almacenada a la sangre para que esté disponible como combustible cuando nos volvamos activos. Este aumento hormonal normal indica al hígado que expulse cualquier exceso de azúcar que no haya convertido en grasa, dando al cuerpo la oportunidad de quemarlo. La mayoría de las personas no notan este aumento en sus niveles de glucosa en sangre, pero el pico puede ser muy notable para aquellas con diabetes tipo 2. Por este motivo, recomiendo a quienes padecen este tipo de diabetes que *no* coman por la mañana.

Cuando suben los niveles de azúcar en sangre, el páncreas produce insulina en respuesta. Si ayunas por la mañana, consigues eliminar ese azúcar. Pero si comes por la mañana, añades más insulina a tu sistema, echando más leña al fuego que intentas apagar.

El efecto amanecer es lo más difícil de cambiar si tienes diabetes tipo 2. A medida que ayunes, verás cómo mejoran tus análisis de sangre, sobre todo los de hemoglobina, pero tu glucemia matutina seguirá siendo elevada. Es lo último que mejora. Por eso a veces recomendamos a los diabéticos que no comprueben sus análisis de sangre por la mañana, a menos que estén tomando insulina y necesiten equilibrarla. Al no comprobar tus niveles sanguíneos, reduces el estrés y procedes con un protocolo de ayuno adecuado; sin embargo, todo este trabajo debe hacerse con *apoyo médico*.

Plan de ayuno de tres veces a la semana

Ahora que hemos estudiado las estrategias de ayuno tres veces a la semana, intenta esbozar un plan para los tres ayunos que pretendes practicar esta semana. La cena no es la comida central para todo el mundo, así que adapta tus periodos de ayuno para que terminen con la comida del día que sea más importante para ti o que mejor se adapte a tu horario. Recuerda que es beneficioso variar tu patrón alimentario diario.

	L	M	X	J	V	S	D
Desayuno							
Almuerzo							
Cena							

Estrategias de dos ayunos a la semana: ayunos de 48, 66 y 72 horas

Ayunar tres veces a la semana puede ser difícil de gestionar mientras se lleva una casa, se preparan las comidas y se hacen malabarismos con el trabajo, por lo que muchas mujeres prefieren dos ayunos a la semana. En mi casa, esta estrategia funciona bien. Yo hago la mayor parte de la comida, y cuando ayuno dos veces a la semana durante cuarenta y ocho horas, solo me pierdo dos comidas con mi marido mientras sigo obteniendo todos los beneficios de un ayuno más prolongado. Dos ayunos de cuarenta y ocho horas no equivalen al mismo número de horas que tres ayunos de cuarenta y dos horas, pero el ayuno más profundo y la mayor quema de grasa de un ayuno de cuarenta y ocho horas pueden ser más fáciles de poner en práctica y muy motivadores, ya que los resultados se ven rápidamente.

No hay repercusiones negativas en probar estos ayunos más largos y ver si funcionan para tu cuerpo y tu estilo de vida, pero recuerda las reglas para ayunar (página 171), que son absolutamente clave. Ten en cuenta que estos ayunos más largos –generalmente de treinta y seis horas o más– pueden perturbar tu sueño al principio. Tu cuerpo se adaptará, pero los suplementos de magnesio pueden mejorar la situación (consulta el capítulo once). Si vas a hacer un ayuno de sesenta y seis horas o incluso de setenta y dos horas, no esperes encajar uno (o dos) en tu vida cada semana.

Dos ayunos de 48 horas por semana

Dos ayunos de cuarenta y ocho horas a la semana significa cenar el domingo y ayunar todo el lunes, saltarse el desayuno y el almuerzo del martes y romper el ayuno con la cena del martes por la noche. Ayunarías todo el jueves y reanudarías la comida el viernes a la hora de cenar.

PLAN PARA UN AYUNO DE 48 HORAS DOS VECES POR SEMANA

DOMINGO	LUNES	MARTES	MIÉRCOLES	JUEVES	VIERNES	SÁBADO
Ayuno	Ayuno	Ayuno	Desayuno	Ayuno	Ayuno	Desayuno
Almuerzo	Ayuno	Ayuno	Almuerzo	Ayuno	Ayuno	Almuerzo
Cena	Ayuno	Cena	Cena	Ayuno	Cena	Cena

Dos ayunos de 66 horas por semana

Dos ayunos de sesenta y seis horas a la semana significa que después de cenar el domingo, por ejemplo, ayunas todo el lunes y el martes, y rompes el ayuno con el almuerzo del miércoles. Podrías hacer un segundo ayuno de sesenta y seis horas, empezando después de la cena del miércoles. Entonces, ayunas todo el día jueves y viernes, y reanudas la comida el sábado a la hora de almorzar. También puedes combinar un ayuno de sesenta y seis horas con otro más corto cada semana, quizá de veinticuatro o cuarenta y dos horas.

PLAN DE AYUNO DE 66 HORAS DOS VECES POR SEMANA

DOMINGO	LUNES	MARTES	MIÉRCOLES	JUEVES	VIERNES	SÁBADO
Ayuno	Ayuno	Ayuno	Ayuno	Ayuno	Ayuno	Ayuno
Almuerzo	Ayuno	Ayuno	Almuerzo	Ayuno	Ayuno	Almuerzo
Cena	Ayuno	Ayuno	Cena	Ayuno	Ayuno	Cena

Las mujeres y los hombres responden de forma diferente al hambre y al ayuno. Cuando los hombres empiezan a ayunar, la hormona que señala el hambre, la grelina, baja bastante en las primeras veinticuatro horas y luego se estabiliza. En consecuencia, sufren picos de hambre, ya que la grelina sube y baja de forma natural a lo largo del día. Sin embargo, cuando las mujeres empiezan a ayunar, la grelina desciende y se mantiene baja. Esto significa que, una vez que la mujer ha iniciado el ayuno, si lo mantiene, no tiene la misma hambre que el hombre. Por tanto, para algunas mujeres, un protocolo de sesenta y seis horas puede ser muy eficaz. Este ayuno es una forma excelente de disminuir la inflamación, reducir la resistencia a la insulina y adaptar el ayuno a tu estilo de vida.

Un ayuno de 72 horas más un ayuno más corto a la semana

Un ayuno de setenta y dos horas significa que podrías ayunar después de la cena del domingo y durante todo el lunes y el martes, rompiendo el ayuno con la cena del miércoles. Mis clientes que utilizan este protocolo hacen un ayuno de setenta y dos horas una vez a la semana, con un ayuno adicional de veinticuatro horas al final de la semana, digamos un viernes.

PLAN DE AYUNO DE 72 HORAS MÁS UN AYUNO DE 24 HORAS

DOMINGO	LUNES	MARTES	MIÉRCOLES	JUEVES	VIERNES	SÁBADO
Ayuno	Ayuno	Ayuno	Ayuno	Ayuno	Ayuno	Ayuno
Almuerzo	Ayuno	Ayuno	Ayuno	Almuerzo	Ayuno	Almuerzo
Cena	Ayuno	Ayuno	Cena	Cena	Cena	Cena

A algunas mujeres les gusta este protocolo de ayuno porque les resulta más fácil que ayunar en días alternos debido a las punzadas del hambre. Nuestra hormona del hambre, la grelina, disminuye alrededor de la marca de las treinta y seis horas, por lo que cuando estas mujeres llegan al final de su ayuno de treinta y seis horas, su apetito disminuye y el ayuno les resulta fácil. Por este motivo, el ayuno de setenta y dos horas puede ser muy eficaz, porque no se enfrentan al agravante de sentir hambre, temen menos ayunar y pueden ser más constantes.

La segunda mitad de la semana, cuando termina el ayuno de setenta y dos horas, puede ser todo un reto para algunas mujeres. Les resulta tentador caer en los viejos hábitos alimentarios durante los cuatro días que no ayunan. Incluir un ayuno de veinticuatro horas al final de la semana las ayudará a controlar su nuevo estilo de vida.

Protocolos de ayuno prolongado

Aunque creo que la constancia con ayunos intermitentes más cortos o más largos es lo que hace que la gente obtenga la mayor parte de sus resultados, hay un momento y un lugar para los ayunos de varios días. Considero que cualquier ayuno de más de tres días es un ayuno prolongado, pero dentro de la comunidad de ayunadores un ayuno prolongado suele ser de cinco a siete días. Cuando viajaba mucho por trabajo y comía mal por el camino, hacía un ayuno prolongado cuatro veces al año para reajustar mi cuerpo y recuperar mi buena salud. Consideraba estos ayunos de cinco a siete días para la prevención de enfermedades, el antienvejecimiento y el restablecimiento hormonal como limpiezas estacionales de mi organismo. Limpiaría mi casa y mi cuerpo al mismo tiempo: aprovechaba el tiempo de ayuno para limpiar toda la casa de arriba abajo. Este método me aportó dos beneficios: estaba tan ocupada limpiando mi casa que no pensaba en la comida ni en tener hambre, y me imaginaba revisando mi cuerpo y mi casa a la vez, lo que me mantenía motivada y me producía una gran satisfacción.

Los protocolos de ayuno prolongado requieren apoyo, y me gusta supervisar a mis clientes cuando hacen uno. Lo que he descubierto es que **un protocolo regular de ayuno intermitente con ayunos prolongados ocasionales de cinco a siete días es lo que da mejores resultados.** Lo máximo que he permitido ayunar a un paciente han sido veintiún días. Imagino que te preguntarás cómo se mantenía hidratado y no se moría de hambre. Existen muchos mitos sobre el ayuno intermitente y mucho alarmismo en torno a la inanición y la deshidratación. Si aún no lo has hecho, te recomiendo que repases la sección anterior sobre mitos comunes en torno a las mujeres y el ayuno (página 35) para tranquilizarte antes de seguir adelante. Los ayunos prolongados son útiles para superar un estancamiento persistente en el ayuno (que veremos más adelante). Considera la posibilidad de probar uno de cinco o siete días una vez al año para obtener los beneficios de la autofagia.

El ayuno intermitente y prolongado induce la autofagia

El término *autofagia* se refiere a un fenómeno fisiológico del organismo. La palabra procede del griego: *auto* significa 'sí mismo' y *fagi*, 'comer', por lo que se traduce como 'comerse a sí mismo'. De hecho, la autofagia es el mecanismo del cuerpo para convertir toda la «maquinaria» vieja y deteriorada en piezas nuevas y útiles.

Hasta 2016, cuando el biólogo celular japonés Yoshinori Ohsumi ganó el Premio Nobel por su trabajo de laboratorio sobre la autofagia, nadie sabía mucho acerca de cómo el organismo destruye y recicla sus componentes celulares. Su trabajo atrajo la atención internacional porque explicaba cómo el cuerpo recoge proteínas viejas e inactivas y las vuelve a unir en nuevas proteínas y células, como un programa de reciclaje. Transforma lo viejo en nuevo. Y este proceso puede activarse o desactivarse mediante el ayuno.

Se ha descrito la autofagia como la forma que tiene el cuerpo de eliminar las células dañadas con objeto de regenerar células nuevas y más sanas. Es sorprendente que esas células nuevas ni siquiera tienen por qué estar en la misma parte del cuerpo que las viejas. Lo que veo en mis clientes es que previenen enfermedades, restablecen su organismo *y* reducen las señales y los síntomas del envejecimiento cuando su ayuno induce la autofagia. Los resultados pueden ser extraordinarios. En una ocasión no pude reconocer a una de mis pacientes por lo mucho que había cambiado su aspecto físico. Parecía mucho más joven porque había inducido la autofagia en su cuerpo mediante el ayuno.

La historia de Ella

Ella medía 1,65 y tenía cerca de setenta años. Mediante un protocolo de ayuno intermitente de dos ayunos semanales de cuarenta y ocho horas, había perdido recientemente setenta y cuatro kilos. Cuando vino a verme, estaba encantada pero sorprendida: «Pensaba que tendría cortinas de piel flácida, pero no tengo ninguna».

Le expliqué que cuando engordamos, nuestro cuerpo tiene que soportar esa grasa. Igual que cuando tenemos un hijo debemos sostenerlo, nuestro cuerpo produce tejido conjuntivo para sostener esa grasa. Cuando empezamos a perder grasa y nuestras células se encogen, seguimos teniendo un exceso de tejido conjuntivo, pero este ya no cumple una función. La autofagia identifica las células viejas y redistribuye el tejido conjuntivo –este exceso de piel suelta–

reutilizándolo en otras partes del cuerpo. Ella no tenía la piel flácida gracias a los hermosos beneficios de la autofagia. También he observado que las mujeres pierden las cicatrices de sus cesáreas, de nuevo porque han inducido la autofagia.

Por desgracia, si una mujer ya tiene la piel flácida por haber adelgazado con otro tipo de dieta, no he visto que se reduzca la piel cuando empiezan a ayunar. Parece que, en general, es mejor perder peso al mismo tiempo que se pierde piel. En estos momentos se está llevando a cabo mucha investigación clínica sobre la autofagia, y espero que más estudios revelen a qué se debe esto.

Ella acabó nuestro programa sintiéndose fuerte, sana y preparada para mantener su cuerpo transformado. Empezó a comer con restricciones de tiempo y a ayunar ocasionalmente durante veinticuatro horas para seguir sintiéndose lo mejor posible.

Hay tres formas de inducir la autofagia en el cuerpo. La primera es mediante el ejercicio intenso. La segunda es mediante la dieta keto, una dieta muy baja en carbohidratos que obliga al organismo a pasar de la quema de glucosa a la quema de grasa. La mayor parte de los alimentos de una dieta keto son grasas naturales o proteínas, y el cuerpo se vuelve muy eficiente quemando grasa para obtener energía, un proceso conocido como cetosis. Ambas formas son difíciles de mantener: no es fácil entrenar con la intensidad suficiente para mantener la autofagia y la dieta keto se basa en restricciones estrictas que pueden ser limitantes y complicadas de cumplir.

La tercera forma de inducir la autofagia es el ayuno. Los investigadores no saben exactamente cuándo empieza a producirse la autofagia en el organismo, pero para una mujer adulta media que sigue una dieta integral, la autofagia parece producirse en algún momento tras veinticuatro horas de ayuno. Cuando las mujeres ayunan durante treinta horas o más, se induce la autofagia. A medida que reviertes la enfermedad metabólica, puedes entrar en este estado de autofagia mediante ayunos de mantenimiento, que son los ayunos más cortos, pero muy pocos estudios lo han medido. Según mi experiencia, el momento en que comienza la autofagia varía de una mujer a otra, y se ve afectado por el estrés, el sueño y los viajes. Por tanto, merece la pena experimentar, con el apoyo de un profesional médico, para ver si la autofagia se está produciendo en tu cuerpo y cuáles son sus efectos.

• EL PROCESO DE UN AYUNO PROLONGADO •

- Durante las primeras horas del ayuno, quemamos el combustible de la última comida y del día anterior.
- Tu cuerpo empieza entonces a agotar sus reservas de glucógeno, y esto ocupa las primeras veinticuatro horas de tu ayuno.
- A medida que avanzas hacia el segundo día, tu cuerpo depende de la grasa como combustible. Esto puede resultar muy difícil. Puedes encontrarte entre la espada y la pared: la insulina empieza a bloquear tus reservas de grasa, lo que puede hacer que te sientas falta de energía. La insulina, como recordarás, es una hormona que atrapa la grasa, de modo que si tienes mucha insulina circulando por la sangre, atrapará la grasa. Necesitas suprimir la insulina de tu cuerpo para acceder a las reservas de grasa, por lo que te cuesta quemar grasa corporal si tus niveles

de insulina son altos. Te conviene tomártelo con calma el día dos y utilizar muchas de las ruedecitas de apoyo del ayuno para proporcionarle a tu cuerpo un apoyo temporal.

- Cuando tus niveles de insulina empiecen a bajar (y bajarán), volverás a sentirte bien. Pueden pasar veinticuatro horas hasta que la insulina esté lo bastante baja para liberar suficiente combustible graso para facilitar el ayuno. Recuerda que la hidratación es clave.
- Después de cuarenta y ocho horas, el ayuno debería ser mucho más fácil si estás bien hidratada.
- El tercer día, deberías empezar a sentirte con energía y realmente bien, con mucha claridad mental y casi sin apetito. El deseo de comer desaparece, incluso si la gente que te rodea está comiendo. A partir del tercer día todo suele ir sobre ruedas. Cuanto más ayunes, menos problemas tendrás. En un segundo o tercer ayuno prolongado, tienes mejores herramientas y la curva de aprendizaje se cubre a medida que tu cuerpo se acostumbra al viaje.

Las mujeres deben esperar resultados diferentes a los de los hombres

Las mujeres deben esperar perder alrededor de 250 gramos de grasa corporal por día de ayuno. Si haces tres ayunos a la semana, eso significa una pérdida de unos 750 gramos a la semana de grasa corporal.

Al principio, puede parecer que pierdes mucho peso, pero es peso de agua. Recuerda que la insulina retiene agua, y a medida que la eliminas durante tu ayuno, tendrás la impresión de estar adelgazando mucho. Las mujeres pierden mucha agua al principio del ayuno, pero no mucha grasa. A medida que el ayuno empieza a curar los desequilibrios hormonales que mantienen alta la insulina, la pérdida de grasa empieza a producirse más rápidamente.

Los hombres suelen perder medio kilo al día cuando comienzan a ayunar, y varias semanas después, se nivelan para perder 250 gramos de grasa por día de ayuno. Tras entre cuatro y seis semanas de ayuno intermitente constante, mujeres y hombres empiezan a perder grasa al mismo ritmo.

No te desanimes durante ese periodo intermedio en el que has perdido mucha agua pero no pierdes grasa, sobre todo si ayunas junto a hombres. Mi consejo es que aguantes, sigas adelante y confíes en el proceso. Sé constante y los resultados llegarán.

• CONSEJOS PRINCIPALES PARA EL AYUNO PROLONGADO •

1. Hidrátate constantemente, sobre todo durante las primeras cuarenta y ocho horas.
2. Comienza el ayuno cuando te sientas tranquila y la vida no sea demasiado estresante. Si ayunas en momentos estresantes, el propio estrés crea una respuesta insulínica, que dificulta la quema de grasa y te hace sentir físicamente fatal.
3. ¡Asegúrate de utilizar esas ruedecitas de apoyo! Si ayunas durante una época de mucho trabajo, tal vez no te acuerdes de hidratarte bien. A menudo, si los clientes están demasiado ocupados, rompen el ayuno con comidas rápidas y fáciles que son muy poco saludables. Algo de planificación al principio de un ayuno más prolongado hará que resulte mucho más fácil y exitoso en general.

4. Cuando ayunas, produces mucha noradrenalina, que es una forma de adrenalina, y mucha gente experimenta insomnio como consecuencia de ello. Si yo tuviera una semana ajetreada en el trabajo con grandes proyectos, tampoco haría un ayuno prolongado, por la interrupción del sueño. Debes encontrar un equilibrio entre estar lo bastante ocupada como para no pensar en comer y estar tan ajetreada que las interrupciones del sueño sean un gran problema. (Analizaré esto más a fondo en el próximo capítulo). Merece la pena señalar que la noradrenalina es tan alta durante un ayuno prolongado que no podrás hacer gran cosa para reducir el insomnio. Durante los ayunos más cortos, puedes utilizar suplementos orales de magnesio para contrarrestar los efectos de la noradrenalina.

La primera vez que hice un ayuno de siete días, pensé que tenía suficiente combustible para superarlo. Pero el segundo y el tercer día creí que me iba a morir. Utilicé ruedas de apoyo para ayudarme a superar esas sensaciones y me aseguré de hidratarme y descansar. Cuando me desperté el cuarto día, mi depósito de combustible estaba lleno porque mi cuerpo por fin estaba quemando grasa. Me sentía como una persona totalmente nueva. Acabé haciendo un ayuno de once días. Bebí agua, té y alguna que otra taza de caldo cuando lo necesitaba.

Los protocolos de ayuno terapéutico, ya sean de dos o tres días a la semana o ayunos prolongados de varios días, combinados con una dieta baja en carbohidratos y rica en grasas saludables, son la clave para revertir las enfermedades y mantener una buena salud. Hemos estudiado formas de encajar estos ayunos en tu estilo de vida y de inducir la autofagia para que pierdas peso, controles los desequilibrios hormonales y ralentices el proceso de envejecimiento.

Aunque sigas un enfoque gradual del ayuno, es posible que encuentres momentos en los que te sientas indispuesta o en los que tu cuerpo cambie de un modo que no habías previsto. En el siguiente capítulo, te guiaré a través de algunos de los efectos secundarios que puedes experimentar cuando ayunas, además de darte algunos consejos para solucionar problemas que te harán el camino más fácil.

Conclusiones del capítulo diez

- Los protocolos de ayuno más prolongados son terapéuticos: estos ayunos conducen a una pérdida de peso mayor y más duradera y a una mejor salud general.
- La constancia es crucial. Es mejor hacer ayunos cortos regulares y repetidos que hacer ayunos largos intensos de forma esporádica.
- Una comida al día (OMAD) no es un protocolo de ayuno intermitente. Aunque saltarse las mismas dos comidas al día puede resultar cómodo, tu cuerpo se adapta a la nueva rutina alimentaria y tu metabolismo se ralentiza.
- Durante los ayunos más prolongados, el cuerpo elimina el peso del agua antes de empezar a quemar grasa. Es fundamental una buena hidratación.
- Tras entre veinticuatro y treinta horas de ayuno, se induce la autofagia, lo que significa que el cuerpo se repara a sí mismo reciclando las células viejas dañadas en otras nuevas y sanas. Apenas estamos empezando a comprender este proceso, y preveo nuevos avances en la investigación en los próximos años.

- Recomiendo un ayuno prolongado de una a cuatro veces al año para desintoxicar el organismo y restablecer las hormonas. Consulta primero a tu médico y utiliza apoyo profesional.

11

Consejos y técnicas para solucionar los problemas de los ayunos

• • • • •

«Un ayuno es mejor que una mala comida».

Proverbio irlandés

Tanto si adoptas protocolos más cortos como más largos, el ayuno puede aportar grandes beneficios para la salud. Si mantienes una dieta baja en carbohidratos y rica en grasas saludables, ayunas de forma regular e intermitente y evitas los alimentos o líquidos que provocan una fuerte respuesta insulínica en el organismo, vas por buen camino.

Pero al igual que al empezar un programa de ejercicios o al aprender cualquier habilidad nueva, es posible que encuentres algunos baches en el camino. A medida que desarrollas una nueva relación con la comida y tu organismo se adapta a distintas formas de curación y recuperación, puede que te preguntes si lo que sientes es «normal» o si deberías preocuparte y buscar consejo médico.

Conforme el cuerpo se va curando, tal vez te des cuenta de que tu metabolismo cambia. Me gusta decir que he sido diecinueve versiones diferentes de mí misma. Esto significa, por ejemplo, que al principio del ayuno, la sal no me resultaba útil. Pero a medida que mi cuerpo cambiaba en respuesta al ayuno, he tenido que reevaluarla. A veces, ahora añado sal para apoyar mis ayunos o reducir los efectos secundarios no deseados. Del mismo modo, mi tolerancia a los carbohidratos, las grasas y cualquier otro alimento, especialmente las proteínas, también ha cambiado a lo largo de mis diecinueve trayectorias metabólicas diferentes. Ha habido varias ocasiones a lo largo de mi vida en las que no he podido ayunar –debido a la niebla cerebral o a los antojos de azúcar–, pues mi cuerpo ha cambiado. Lo que te recomiendo es que tengas en cuenta que tus necesidades metabólicas se transformarán a medida que te recuperes.

En este capítulo, destacaré algunos de los efectos secundarios más comunes que podrías encontrar y te ofreceré soluciones sencillas para resolver o mitigar sus síntomas. Compartiré contigo algunas de las otras preguntas que me hacen con más frecuencia y los consejos que doy para motivar, tranquilizar y asegurar el éxito de mis clientes.

Efectos secundarios frecuentes: síntomas y soluciones

Mis clientes y yo nos hemos encontrado con muchos de los mismos efectos secundarios positivos y negativos en nuestros ayunos, y quiero asegurarte que la mayoría de los efectos secundarios desagradables son previsibles, de corta duración y fáciles de remediar. En la mayoría de los casos, no son una razón para dejar de ayunar. Se trata de que tu cuerpo elimina agua, azúcar o toxinas, y son un peldaño hacia una salud mejor.

Estreñimiento

Los movimientos intestinales se ralentizan cuando ayunamos, porque al no comer, los desechos no se eliminan. A veces los clientes piensan que están estreñidos porque no han defecado. Pero hay una diferencia entre no tener ningún desecho que evacuar y estar estreñido. Si tienes ganas de defecar, pero no puedes, estás estreñida. Mi mejor consejo es que tengas paciencia. Sin embargo, si experimentas molestias o dolor, intenta realizar algún movimiento físico. El ejercicio puede ayudarte a sentirte bien, aumentar tus niveles de energía cuando estás en ayunas y estimular tus intestinos. Asegúrate también de beber un vaso de agua por cada té o café.

Recomendación: Si el ejercicio y el agua no consiguen mover tus intestinos, prueba a tomar 400 miligramos de citrato de magnesio al día. Se recomienda siempre para ayudar con el estreñimiento, tanto si estás ayunando como si no. Y si todo falla, prueba a añadir una o dos cucharadas de aceite MCT o aceite de coco a tu café o a tomarlo directamente. (Estos aceites se digieren rápidamente y el organismo suele eliminarlos con rapidez).

Deshidratación

La hidratación es crucial a lo largo de cualquier ayuno, y especialmente durante las primeras cuarenta y ocho horas. Es entonces cuando el cuerpo experimenta el mayor descenso de insulina y envía señales a los riñones para que liberen agua. Por cada gramo de glucógeno almacenado, nuestro cuerpo almacena cuatro gramos de agua. Así que, a medida que avanzamos en nuestro ayuno y quemamos esas reservas de glucógeno, el organismo se deshace del exceso de agua vertiéndola a través de la micción y las deposiciones. Cada vez que perdemos agua, perdemos electrolitos, sobre todo sodio y magnesio. En las primeras cuarenta y ocho horas del ayuno, podemos sufrir una deficiencia de electrolitos, lo que provoca niebla cerebral, náuseas y varios efectos secundarios no deseados. Si no repones agua durante esas cuarenta y ocho horas, puedes provocar una respuesta de estrés, que impedirá la pérdida de peso y hará que te sientas fatal.

La deshidratación es muy frecuente y a menudo se diagnostica mal. Una paciente mía se deshidrató en un vuelo largo, y un médico le sugirió que tenía que someterse a diálisis para salvar los riñones. Vino a nuestra clínica y era evidente que estaba deshidratada. Bebió agua, se rehidrató y nunca necesitó la diálisis.

SOLUCIONAR LA DESHIDRATACIÓN CAUSADA POR UN NIVEL BAJO DE ELECTROLITOS

Los electrolitos son una forma de nutriente e intervienen en todos los aspectos del organismo, desde cómo bombea el corazón hasta cómo estornudas. Son importantes para el mantenimiento de muchos sistemas corporales, y debemos asegurarnos de que obtenemos suficiente cantidad de ellos cuando ayunamos y comemos. En un ayuno más prolongado, en los dos o tres primeros días, necesitarás zumo de pepinillos, baños de sales de Epsom y agua para reponer esos electrolitos. Asegúrate de beber cuando tengas sed, y no bebas demasiado si no tienes ninguna sensación de sed. Tus riñones son como una flor: si bebes poco, no funcionan bien; si bebes demasiado, no funcionan bien. Puedes llegar a ahogarte por beber demasiada agua, así que asegúrate de equilibrar tu hidratación con sales. La verdadera hidratación no consiste solo en reponer líquido, sino también en reponer electrolitos; el sodio y el magnesio son fundamentales.

Si no estás reponiendo sodio de la forma que tu cuerpo prevé durante un ayuno, te sentirás cansada y, con el tiempo, tu organismo se alarmará y empezará a perder magnesio. También pierdes magnesio al orinar y defecar, por lo que es importante vigilar tu nivel de este mineral. Un nivel bajo de magnesio hace que el cuerpo elimine también fósforo, calcio y potasio. Sin embargo, si *repones sodio y tal vez un poco de magnesio*, mantienes equilibrados los demás electrolitos. Me gusta explicárselo así a los clientes: un suplemento de magnesio durante el ayuno es similar a tomar una vitamina prenatal durante el embarazo. La vitamina prenatal es una póliza de seguro de que estás ingiriendo todos los nutrientes adecuados. Del mismo modo, si te centras en obtener suficiente sodio y magnesio, no necesitas preocuparte por los demás electrolitos. Recuerda, la hidratación *no* es solo agua; es agua, sodio y magnesio.

Recomendación: Bebe de cuarto a medio litro de agua y una pizca de sal (añade un poco al agua o tómala sola) o una taza de caldo o zumo de pepinillos cada dos o cuatro horas al día en los días de ayuno. Toma un suplemento de magnesio (ver más abajo) y evita las bebidas electrolíticas, que están cargadas de azúcar. La dosis diaria de magnesio recomendada por el Ministerio de Sanidad de Canadá es de 400 miligramos. Pero las investigaciones demuestran que los diabéticos tipo 2 y las personas con síndrome metabólico consiguen mayores beneficios tomando entre 2.000 y 2.400 miligramos de magnesio.[1] La mayoría de la gente no puede tolerar esta cantidad al día, y es muy cara. Por eso recomiendo a las mujeres que combinen magnesio transdérmico (magnesio a través de la piel), aceite de magnesio (ambos se absorben de forma diferente y no afectan al intestino) y un suplemento de magnesio, tanto si están en ayunas como si no.

• CONSEJO DE EXPERTA •

El magnesio interviene en millones de funciones corporales. Ayuda a equilibrar nuestro sistema nervioso. Favorece la relajación. Ayuda a mantener un buen estado de ánimo y a conciliar el sueño. Reduce los síntomas de ansiedad y depresión. Es muy importante para prevenir los calambres musculares o la acumulación de ácido láctico.

La mayoría de las mujeres son deficientes en magnesio, y la resistencia a la insulina lo agota aún más. Las personas resistentes a la insulina necesitan el doble de magnesio que las demás. Sin embargo, muchos médicos no comprueban bien estos niveles. Piden un análisis de suero de magnesio en sangre, que no mide cuánto magnesio hay en nuestros tejidos, sino solo el que circula por la sangre. Pero para mantener altos los niveles sanguíneos, ¡el cuerpo elimina magnesio de nuestros tejidos! Si quieres saber si tus niveles en los tejidos son buenos, hazte una prueba de magnesio en los glóbulos rojos (GR).

Recomiendo suplementos de magnesio a todas las mujeres, estén o no en ayunas. El citrato de magnesio es una fuente estupenda si eres propensa al estreñimiento. El bisglicinato de magnesio es una buena alternativa si no lo eres. El malato de magnesio es excelente si sientes fatiga crónica. Y el l-treonato de magnesio es el único tipo que atraviesa la barrera hematoencefálica y tiene un impacto positivo en nuestro estado de ánimo y nuestra función cognitiva; es una buena opción si no quieres estar de mal humor mientras tu cuerpo se aclimata a quemar grasa corporal.

Combina los suplementos de magnesio con magnesio transdérmico y aceite de magnesio para asegurarte de que tu cuerpo absorbe este mineral. Pero recuerda mantener altos tus niveles de sodio para que tu cuerpo no elimine tanto magnesio. Si no lo absorbes

totalmente, plantéate otra forma de introducir este electrolito crucial en tu organismo: ¡los baños de pies son mis favoritos!
Una paciente mía se negó a utilizar magnesio transdérmico. El magnesio de venta con receta que le di no elevó sus niveles, que eran drásticamente bajos. Tenía mucho sobrepeso; estaba malhumorada, preocupada, deprimida, y sufría insomnio. Al final, probó un baño de pies, que mejoró drásticamente sus niveles de magnesio. Se sintió menos irritable, más tranquila, dormía mejor, controlaba bien el peso y el ayuno, y sus niveles de magnesio se normalizaron.

Diarrea

Las deposiciones blandas o la urgencia intestinal no son infrecuentes cuando la gente empieza a ayunar, aunque generalmente solo cuando el ayuno dura más de veinticuatro horas. A veces se debe a que la insulina es baja: si la insulina baja mucho, nuestros riñones dan señales al cuerpo para que libere agua, que en ocasiones se excreta a través de las heces. Esta diarrea puede ser confusa: no has comido, así que no entiendes por qué eliminas heces. La diarrea puede provocar la pérdida de electrolitos, lo que contribuye a la deshidratación, la fatiga, los dolores de cabeza y, en general, el malestar.

A veces, al romper el ayuno, tendremos diarrea. Este efecto secundario se debe a que el cuerpo está confundido por esta nueva pauta de ayuno, por lo que conserva los jugos digestivos. Cuando rompemos el ayuno, las enzimas digestivas no están disponibles para digerir la comida. El resultado es comida sin digerir en las heces y heces muy blandas. Hacer primero ayunos más cortos ayuda a entrenar a nuestro cuerpo antes de hacer ayunos más largos, para que no retenga los jugos digestivos, sino que los produzca normalmente. Suelen pasar dos semanas hasta que el organismo se adapta al nuevo horario de ayuno y se reanuda la digestión normal cuando se toma la primera comida que rompe el ayuno. Prolongar el horario habitual de ayuno puede volver a provocar estos efectos secundarios en las heces mientras el cuerpo se adapta. Si sigues un plan de ayuno constante, los efectos secundarios desaparecerán en un plazo de dos a cuatro semanas.

DIARREA MOLESTA CAUSADA POR UN NIVEL BAJO DE INSULINA O POR FALTA DE JUGOS DIGESTIVOS

El dolor por gases, la hinchazón y, en raras ocasiones, los vómitos pueden ser signos de que el cuerpo no produce suficientes jugos digestivos. Ciertos alimentos son difíciles de procesar para el aparato digestivo, y para reducir estos síntomas gástricos al romper el ayuno, se sugiere a la gente que evite los alimentos ricos en fibra y grasa y los que causan inflamación, como los lácteos. Estos alimentos pueden ser difíciles de procesar para el aparato digestivo:

- alcohol
- productos lácteos (busca caseína A1 y caseína A2 si debes consumir lácteos)
- huevos
- mantequillas de frutos secos
- frutos secos
- verduras crudas
- carne roja

Si no tienes problemas, no cambies tu dieta. Si has ayunado durante mucho tiempo, tu cuerpo tolerará muchos de estos alimentos. Sin embargo, si tienes efectos secundarios, busca otras opciones para romper el ayuno. Y nunca es buena idea consumir bebidas alcohólicas con el estómago vacío.

Recomendación: Rompe el ayuno con verduras cocidas, sopas, pescado o aves de corral, que son fáciles para el aparato digestivo. Si tienes que comer carne roja, elige carne picada de alta calidad y come menos cantidad de lo habitual (por ejemplo, 100 gramos menos). Si te parece que el caldo de huesos pasa rápidamente a través de ti porque es demasiado grasiento, prueba otra marca o prepara el tuyo propio.

Cansancio

Muchas mujeres experimentan cansancio gran parte del tiempo, incluso cuando no están ayunando. Este cansancio suele deberse a la resistencia del organismo a la insulina. Cuando nuestras células necesitan energía, la resistencia a la insulina impide que el organismo pueda acceder a la glucosa de la sangre. Y nos sentimos cansadas. Otra causa frecuente de fatiga en las mujeres es el hipotiroidismo no diagnosticado o diagnosticado y mal controlado. Una tercera causa de fatiga es la falta de sodio. La insulina es una hormona que retiene agua, por lo que cuando nuestros niveles de insulina son altos, el cuerpo retiene más agua. Cuando empezamos a ayunar y bajan nuestros niveles de insulina, los riñones necesitan descargar esa agua. Cuando las mujeres ayunan, los niveles de insulina descienden rápidamente. Al principio, orinan más y pierden electrolitos. La pérdida de electrolitos provoca niveles bajos de sodio, y un efecto secundario es la fatiga. Es distinta de la fatiga causada por la resistencia a la insulina o el hipotiroidismo, pero la sensación es la misma.

Cada una de estas formas de fatiga requiere una solución diferente.

SOLUCIONAR LA FATIGA CAUSADA POR UN NIVEL BAJO DE SODIO

Los dolores de cabeza, mareos, niebla mental y letargo que acompañan a tu fatiga son signos de niveles bajos de sal. Bebe salmuera de aceitunas o zumo de pepinillos, o ponte cristales de sal bajo la lengua para aliviar estos efectos secundarios.

El cuerpo evalúa sus niveles de sodio a lo largo del día, así que ten cuidado de no tomar demasiada sal de golpe: *podría hacerte sentir peor*. Puedes experimentar palpitaciones junto con hinchazón y malestar.

Si tienes mucha resistencia a la insulina, no experimentarás fatiga debido al bajo nivel de sodio cuando empieces a ayunar, porque la insulina hace que la sal se retenga en el organismo. Sin embargo, una vez que hayas purgado ese exceso de insulina –quizá al cabo de unas semanas de ayuno–, tal vez experimentes de repente estos efectos secundarios del bajo nivel de sodio. Por ejemplo, las mujeres con diabetes tipo 2 a veces no toleran la sal cuando empiezan a ayunar, pero descubren que la necesitan más adelante.

Recomendación: Toma una pizca de sal cada dos o tres horas al día en los días de ayuno. (Consulta también la sección sobre deshidratación, en la página 235).

• CONSEJO DE EXPERTA •

Es mejor tomar suplementos de sodio a lo largo del día que esperar a sentirte indispuesta para hacerlo. Toma una pizca de sal por la mañana, añade sal a tu café o bebe una taza de caldo de huesos a la hora de comer. Muchos tés y todos los cafés son diuréticos, por lo que aumentan la diuresis. Asegúrate de tomar un vaso de agua por cada taza de té o café ¡y añade la sal! ¡Recuerda que la sal también reduce el amargor del café!

SOLUCIONAR LA FATIGA CAUSADA POR EL HIPOTIROIDISMO Y LA RESISTENCIA A LA INSULINA

La fatiga causada por el hipotiroidismo y la resistencia a la insulina no está relacionada con el ayuno, sino con las propias enfermedades. Aunque puedes sentir fatiga debido a la resistencia a la insulina o a problemas con la tiroides, mis clientes descubren que, a medida que avanzan en su camino hacia la sanación, esta fatiga desaparece. No hay nada que podamos hacer para solucionar este tipo de fatiga, excepto continuar con nuestro viaje de ayuno y curación.

Un posible efecto secundario del ayuno si sufres problemas de tiroides es que tengas que ajustar la medicación cuando pases del hipotiroidismo al hipertiroidismo. Esto ocurre porque estás curando y disminuyendo la inflamación celular y reduciendo los niveles de insulina. La hormona tiroidea puede entonces entrar en las células, cosa que antes no conseguía hacer debido a la inflamación. Dependiendo de la cantidad de medicación tiroidea que estés utilizando, puede que tengas que ajustarla o dejar de tomarla, y esto tiene que valorarlo tu médico.

La tiroiditis de Hashimoto, que es un trastorno autoinmune, destruye la glándula tiroides. Si tu tiroides se ha dañado por completo, tendrás que tomar siempre medicación para la tiroides. Si no has sufrido demasiados daños en esta glándula, tal vez puedas reducir significativamente la medicación.

Si tienes problemas con la tiroides y la medicación, te recomiendo que dejes de ayunar hasta que esta glándula se estabilice y te hagas los análisis de sangre y que vuelvas a ayunar cuando la medicación se haya ajustado correctamente.

Gota

La gota es una enfermedad metabólica causada por niveles elevados de ácido úrico que provoca una inflamación dolorosa de las articulaciones. Si tienes antecedentes de gota, puede volver a agudizarse cuando empiezas a ayunar. A medida que descienden tus niveles de insulina y los riñones dan la señal de liberar el exceso de agua, tus niveles de sodio descienden, lo que puede provocar gota.

Nunca pondría a alguien con antecedentes de gota en un ayuno prolongado. En el caso de que alguien tenga niveles elevados de ácido úrico y antecedentes de gota, le recomendaría que empezara a ayunar muy lentamente. Para mitigar los efectos de la gota en la medida de lo posible, no dejes de tomar suplementos y consulta a tu médico si los síntomas se intensifican.

Recomendación: Asegúrate de ingerir suficiente sal durante el ayuno. También recomiendo añadir zumo de lima al agua, hasta tres cucharadas soperas a lo largo del día. El zumo de lima (no el de limón) disuelve el ácido úrico asociado a la gota. El extracto de raíz de cereza, que no rompe el ayuno, es otra forma estupenda de reducir los síntomas de la gota. Sigue la dosis recomendada en el envase.

Caída del cabello

Cuando cambia la composición corporal, algunas personas sufren caída del cabello. Este efecto secundario es frecuente durante el ayuno, y se debe no solo al rápido cambio en la composición corporal, sino también a las fluctuaciones hormonales durante la pérdida de peso. Ten en cuenta que esta caída del cabello no es lo mismo que la alopecia, que es una afección genética, ni que la caída del cabello relacionada con la tiroides, aunque el síntoma es el mismo. Si experimentas pérdida de cabello, consulta a tu médico.

Una vez que la composición corporal se estabiliza, la caída del cabello se detiene, en todos los grupos de edad y sexos. Por ejemplo, una vez que tu cuerpo se ha asentado en perder medio kilo a la semana en lugar de, digamos, dos kilos y medio a la semana al principio de tu proceso de ayuno, se detiene la caída del cabello. Entonces se reanuda el crecimiento normal del pelo.

Recomendación: Ten paciencia y espera a que el cabello deje de caerse. Como ocurre con la mayoría de los efectos secundarios del ayuno, la caída suele remitir en un plazo de cuatro a seis semanas. Si no ha remitido y te cuesta demasiado esperar a que se solucione, te recomiendo que añadas 30 gramos de proteínas a tus comidas los días que comas. La proteína añadida ralentiza la pérdida de peso, pero también detiene por completo la caída del cabello en la mayoría de las personas. Otra opción es ayunar menos: utiliza un ayuno de veinticuatro horas en lugar de uno de treinta y seis, por ejemplo.

Insomnio

Muchas mujeres han sufrido trastornos del sueño, y una de las ventajas del ayuno intermitente es que se asocia a un mejor sueño a largo plazo. Sin embargo, a corto plazo, cuando empiezas a ayunar o aumentas la duración de tus ayunos regulares, el insomnio –la incapacidad para dormir lo suficiente o disfrutar de un sueño de calidad, a pesar de tener la oportunidad de hacerlo– es uno de los efectos secundarios más frecuentes. Lo mejor que puedes hacer es ser constante con tus ayunos y esperar a que aparezca el insomnio.

Es posible que el ayuno desencadene un pico de cortisol y un aumento de noradrenalina, que proporciona mucha energía. Este subidón de energía es estupendo durante el día, pero puede ser problemático cuando llega la hora de dormir. El ayuno también aumenta tu ritmo metabólico y hace que desciendan tus niveles de insulina, lo cual es bueno. Sin embargo, los niveles irregulares de insulina pueden, durante un tiempo, aumentar la producción de orexina, un neuropéptido que incrementa la energía y reduce el sueño.

Recomendación: Sé paciente, practica una buena higiene del sueño, elige un periodo laboral menos ajetreado para ayunar y espera a que pase el insomnio, normalmente hasta dos semanas. Si el insomnio es muy duro, date un baño caliente, añade dos tazas de sales de Epsom y sumérgete durante treinta minutos aproximadamente una hora antes de acostarte o toma 400 miligramos de magnesio treinta minutos antes de acostarte. Muchos de mis clientes combinan el baño y el suplemento de magnesio, al mismo tiempo o alternándolos, y descubren que les calma el sistema nervioso y los ayuda a dormir.

Aliento keto

El aliento keto es un aliento muy desagradable. Puede que nadie quiera besarte o estar cerca de ti, y que te sientas cohibida, pero significa que estás quemando grasa corporal. Es algo estupendo: ¡significa que el ayuno está funcionando! Cuando no hay suficiente glucosa para cubrir las necesidades de combustible del cuerpo, te alimentas principalmente de ácidos grasos llamados cuerpos cetónicos. También se liberan ácidos grasos libres. Uno de estos cuerpos cetónicos es la acetona, que exhalamos porque no tiene ninguna función fisiológica en el organismo. El sabor químico asociado al aliento keto es esa acetona, y suele ir acompañado de una película blanca en la lengua.

En raras ocasiones, el aliento keto dura mucho tiempo, pero a la mayoría de la gente se le pasa en uno o dos meses, cuando la pérdida de peso empieza a ralentizarse.

Recomendación: mantén una buena higiene dental cepillándote, incluida la lengua, y utilizando el hilo dental con regularidad y bebe más agua. También puedes probar el *oil pulling*: llévate a la boca una cucharada de aceite comestible (quizá de coco o aguacate), deja que se derrita y enjuágate con ella durante veinte minutos (mientras estás en la ducha o vacías el lavavajillas, por ejemplo) sin tragarla. La grasa es antimicrobiana, y al hacer enjuagues con ella estás limpiándote la boca en profundidad. No la escupas por el desagüe porque se solidificaría y obstruiría las tuberías. Te sugiero que lo escupas en un vaso, dejes que se endurezca y luego lo tires. Después, enjuágate la boca con agua salada y lávate los dientes. No obstante, si te preocupa un aliento keto persistente, busca atención médica.

Calambres musculares

Los calambres musculares suelen ser inofensivos, pero resultan dolorosos. En ayunas, puedes experimentar ocasionalmente espasmos o dolores agudos en las piernas o en las articulaciones o una sensación general de dolor. Estos calambres y dolores suelen ser un efecto secundario de la falta de magnesio causada por la deshidratación. Cuando ayunamos, nuestros niveles de insulina descienden y empezamos a excretar rápidamente el exceso de agua. Cuando expulsamos esa agua, perdemos sodio. Cuando nuestros niveles de sodio bajan demasiado, nuestro cuerpo pierde magnesio, lo que provoca los calambres musculares.

SOLUCIONAR LOS PROBLEMAS DE CALAMBRES MUSCULARES CAUSADOS POR LA FALTA DE MAGNESIO

La recomendación número uno es sumergirse en un baño caliente con sales de Epsom; el magnesio de las sales se absorbe a través de la piel. Si no deseas seguir este procedimiento, te recomiendo que compres aceite o gel de magnesio para frotarte los pies unos treinta minutos antes de ducharte o incluso para dejártelo toda la noche. No es necesario que te los laves, pero puede dejar un residuo blanquecino en la piel.

Puedes hacer tu propio aceite de magnesio en casa. Utiliza a partes iguales sales de Epsom y agua destilada. Disuelve las sales de Epsom en agua destilada hirviendo. Y como dice mi marido, químico orgánico: «¡Ahí tienes tu aceite de magnesio!». Será más acuoso que el aceite de magnesio comprado en la tienda, pero funciona bien y es menos caro.

Hay quienes prefieren tomar suplementos de magnesio por vía oral. Habla siempre con tu médico antes de empezar a tomar suplementos. Algunas mujeres no pueden tomar magnesio por vía oral en absoluto; otras necesitan 2.000 miligramos al día. Yo tomo 1.200 miligramos para sentirme óptima. Si tomas medicación para la tiroides, el magnesio puede bloquear su absorción. Espera al menos cuatro horas después de tomar tu medicación tiroidea antes de tomar magnesio. (Yo espero siete horas).

Cuando ingerimos magnesio, no siempre se absorbe fácilmente. Aunque el óxido de magnesio es barato y está ampliamente disponible, no recomiendo este tipo porque se absorbe muy mal. Entra por la boca y sale por las heces. El citrato de magnesio es más biodisponible (el organismo lo absorbe más fácilmente), y podría ser una buena solución si también sufres estreñimiento. Si no, el citrato de magnesio puede provocar deposiciones blandas, así que utiliza en su lugar bisglicinato de magnesio.

Recomendación: Para un alivio rápido, te aconsejo que prepares un baño caliente, añadas dos tazas de sales de Epsom y te pongas en remojo durante al menos veinte minutos. Si prefieres un baño de pies, llena un cubo de agua caliente, añade una taza de sales de Epsom y remoja los pies durante veinte o treinta minutos. Hazlo a diario hasta que sientas alivio de los calambres y después tres o cuatro veces por semana para el mantenimiento.

Reflujo ácido

Uno de los beneficios del ayuno es que puede eliminar a largo plazo el reflujo ácido, también llamado comúnmente acidez estomacal. Pero si ya has tenido problemas de reflujo ácido, puede reaparecer antes de mejorar cuando empiezas a ayunar. En la digestión normal, un músculo situado en un extremo del esófago se abre para permitir que la comida entre en el estómago y luego se cierra para impedir que la comida y los jugos gástricos vuelvan a salir. Pero con el reflujo ácido, ese músculo se debilita y los jugos ácidos provocan una sensación de quemazón en el pecho.

Los investigadores no están seguros de por qué quienes padecen reflujo a veces lo empeoran cuando ayunan; posiblemente se deba a la obesidad, a unas bacterias intestinales deficientes o a problemas de salud como la disfunción renal o hepática. Consulta a tu médico y sigue tomando tu medicación para el reflujo cuando ayunes. La mayoría de los efectos secundarios remiten en un plazo de cuatro a seis semanas con un ayuno constante y utilizando las herramientas que se recomiendan a continuación.

Recomendación: Mezcla zumo de limón recién exprimido en un vaso de agua de un cuarto de litro varias veces al día, hasta tres cucharadas soperas en total cada día. O haz lo mismo con hasta seis cucharadas de vinagre de sidra de manzana crudo (o puedes beber el vinagre de sidra de manzana solo). Si no te gusta el sabor, añade una pizca de sal. También puedes tomar el limón y el vinagre de sidra de manzana juntos si prefieres el sabor. Trata de evitar el caldo de huesos y el zumo de pepinillos.

Preguntas frecuentes: consejos y trucos para ayunar con éxito

Las preguntas relacionadas con cómo hacer frente a los efectos secundarios son las principales preocupaciones de muchas mujeres que ayunan, pero también me hacen muchas otras, como qué alimentos es mejor comer cuando se rompe el ayuno, si es seguro ayunar mientras se toman medicamentos, cómo ayunar durante periodos estresantes, etc. Aquí comparto las respuestas a estas preguntas, junto con otros consejos para solucionar problemas que he aprendido a lo largo del camino con miles de clientes.

Estoy tomando medicación para la tiroides. ¿Puedo ayunar?

Muchas mujeres no se dan cuenta de que la glándula tiroides controla la eficiencia del tracto gastrointestinal, por lo que una tiroides hiperactiva o hipoactiva puede crear dificultades durante el ayuno: la diarrea o las heces blandas pueden ser un signo de hipertiroidismo (y de enfermedad de Graves) y el estreñimiento crónico es un signo de hipotiroidismo (y de enfermedad de Hashimoto). Si tienes Hashimoto, un trastorno autoinmune que puede causar tanto hipotiroidismo como hipertiroidismo, consulta con tu médico antes de empezar cualquier ayuno. Las mujeres con esta enfermedad suelen tener más problemas con el ayuno, sobre todo si presentan carencia de selenio. Dado que el selenio desempeña un papel clave en el metabolismo, las animo a hablar con su médico sobre la posibilidad de tomar 200 miligramos de este mineral. Puede ingerirse en ayunas a cualquier hora del día y debe tomarse con regularidad para que se acumule en el sistema y ayude al tracto gastrointestinal, lo que reduce los efectos secundarios del ayuno.

Una señal de que una mujer se está volviendo hipertiroidea y puede necesitar reducir su medicación tiroidea son las heces blandas que no se resuelven en un plazo de dos a cuatro semanas. Si te ocurre esto, te recomiendo que consultes a un médico de familia o endocrino para que te haga análisis de sangre y vea si necesitas ajustar tu medicación tiroidea. No te recomiendo ajustar la medicación tiroidea sin que te vea un profesional médico.

Estoy tomando suplementos nutricionales y medicamentos que deben tomarse con alimentos. ¿Debo seguir tomándolos en ayunas? ¿Y cómo lo hago si no estoy comiendo?

Consulta siempre a tu médico y nunca dejes de tomar medicamentos sin su consejo. Puede que estime oportuno que tomes determinados medicamentos y suplementos todos los días, tanto si ayunas como si no, y algunos de ellos deben tomarse con comida. Si es así, tengo dos estrategias para ti:

1. Pon una cucharada de semillas de chía o cáscaras de psilio en un vaso de agua de un cuarto de litro o de medio litro y deja reposar la mezcla unos treinta minutos. Puedes ingerir esta bebida gelatinosa para tomar tus suplementos y medicamentos y seguir manteniendo la integridad de tu ayuno. Esta bebida no provoca un aumento de insulina, por lo que tu cuerpo sigue experimentando los beneficios del ayuno y puedes seguir tomando tus medicamentos o suplementos.
2. Come una taza de verduras de hoja verde, como la lechuga romana, y luego toma tus suplementos o medicamentos. Aunque comer estas verduras significa que no estás haciendo un ayuno «perfectamente limpio», apenas estás elevando tus niveles de insulina, por lo que estarás fuera del estado de ayuno durante muy poco tiempo. Es un enfoque mucho mejor que saltarse la medicación.

Ten en cuenta que está bien tomar vitamina C en un día de ayuno y que no provocará problemas digestivos a la mayoría de las mujeres. Sin embargo, cuando no comes, las vitaminas liposolubles son difíciles de absorber, y algunos suplementos, como el zinc, son muy perjudiciales para el estómago si no los tomas con comida. Por favor, presta atención a lo que tu cuerpo necesita y a lo que te aconseja tu médico. Es más importante ser constante en el ayuno que enfermar y sufrir por tomar suplementos con el estómago vacío. Elabora una estrategia con tu médico.

¿Me desnutrirá el ayuno?

No es probable. En los países occidentales industrializados, la mayoría de las mujeres estamos *sobre*alimentadas –tenemos un enorme exceso de combustible en el cuerpo–, pero muchas *carecemos* de nutrientes vitales. El problema no es el ayuno, sino que muchos de los alimentos que causan sobrepeso además tienen un valor nutricional muy bajo. Si eres constante con tu protocolo de ayuno y aun así no pierdes peso ni mejoras tus problemas metabólicos, te recomiendo que te hagas un análisis de micronutrientes SpectraCell. No tengo ninguna relación con la empresa; simplemente me gusta lo fáciles de entender que son sus pruebas. La prueba te ayudará a ver qué nutrientes te faltan, y entonces podrás tomar suplementos o alimentos integrales para equilibrarlos. Digamos, por ejemplo, que tienes carencia de selenio; entonces podrías comer un par de nueces de Brasil con cada comida o tomar un comprimido de 200 miligramos de selenio al día con las nueces de Brasil, para volver a un nivel óptimo.

La historia de Roshni

Cuando conocí a Roshni, que era vegana, sufría sobrepeso, tenía la piel grisácea y había adoptado el compromiso de consumir únicamente alimentos vegetales. Su dieta habitual consistía en *pizza* vegana y helado vegano, pero hacía poco había hecho un ayuno de cinco días y había engordado. Estaba muy desanimada.

Le pedí que se hiciera un análisis de sangre conmigo, y descubrimos que tenía una gran carencia de nutrientes esenciales: vitaminas B_6 y B_{12}, magnesio, selenio y yodo. Para que pudiera controlar su peso y normalizar sus niveles de azúcar en sangre, el protocolo adecuado era comer tres veces al día durante dos meses a fin de reponer sus nutrientes, y luego probar un protocolo de ayuno intermitente de ayunos cortos. Trabajamos en su alimentación y utilizamos suplementos específicos.

Al cabo de dos meses, le pedí que se hiciera otro análisis de sangre. Por fin estaba bien alimentada, podía progresar y estaba lista para probar el ayuno de nuevo. Había empezado a perder peso antes de volver a ayunar, porque había aprendido a comer como vegana sin perder todos sus nutrientes. Roshni comenzó a hacer dos ayunos de cuarenta y ocho horas a la semana, un horario que funcionaba bien con sus dos hijos, su marido y su trabajo. Con su dieta de alimentos reales y su plan de ayuno, ya no comía carbohidratos. Como resultado, consiguió perder dieciocho kilos, reducir los suplementos y sentirse muy bien.

Mi vida es siempre estresante. ¿Algún consejo sobre cómo ayunar compaginando un trabajo a tiempo completo, la vida familiar y los compromisos con la comunidad?

El estrés puede implicar emociones positivas (como una boda o un nuevo bebé) o negativas (como las tensiones laborales o el cuidado de los padres ancianos) y también puede tener una causa física (como una lesión, una infección o dormir mal). Si ya estás sometida a mucho estrés, plantéate ayunar en otro momento. Si no puedes disponer de tiempo para un ayuno más prolongado, céntrate en hacerlo lo mejor que puedas con el ayuno de grasas (página 190) o con la alimentación restringida en el tiempo (página 197). Aunque no induzcas la autofagia, puedes saciar tu cuerpo y reducir el número de horas que estás estimulando los picos de insulina. Ahí tienes dos beneficios del ayuno.

• LAS CINCO MEJORES ESTRATEGIAS PARA AYUNAR EN UNA ÉPOCA ESTRESANTE •

1. **No picar.** No pasa nada por comer almendras o chocolate negro, ¡pero asegúrate de comerlos con las comidas y no entre ellas! Cada vez que picas –ya sea hidratos de carbono, grasas o proteínas– haces que tu cuerpo produzca insulina. Si estás esforzándote por perder peso o revertir tu diabetes tipo 2, ya tienes demasiada insulina en tu organismo, lo que impide la pérdida de grasa y provoca resistencia a la insulina. Si no comes entre comidas, no agravarás el problema ni causarás más estrés.
2. **Reserva un tiempo específico para preparar las comidas.** Este consejo es fundamental si tienes que cocinar para otros, especialmente niños. Tendrás comidas sanas preparadas con antelación; así no caerás en la tentación de servir alimentos procesados rápidos y fáciles. También significa pasar menos tiempo en la cocina, donde podrías tener la tentación de comer. Yo reservo unas horas los domingos y los jueves para preparar las comidas de los días siguientes mientras escucho un *podcast* o un audiolibro inspirador. ¡Comer sano también puede ser sin estrés!

3. **Limítate a las grasas naturales saludables.** Si estás tan estresada que sientes que tu apetito está fuera de control, prueba el ayuno graso. Comer únicamente grasas naturales, como aguacates, beicon y huevos, hasta que llegues a la saciedad hace que tu cuerpo empiece a ayunar de forma natural. Te sentirás saciada y no tendrás la tentación de picar o buscar caprichos, y no te arrepentirás más tarde.
4. **Practica la alimentación consciente.** Del mismo modo que la meditación consciente es importante para ayudarnos a controlar el estrés, la alimentación consciente (página 273) es una prioridad para nuestra salud general. Piensa en las consecuencias a largo plazo de lo que comes antes de llevártelo a la boca. Las patatas fritas pueden reconfortarte durante unos minutos, pero te sentirás fatal una hora después. Las nueces de macadamia te dejan saciada y sin una desagradable resaca de carbohidratos.
5. **Únete a un reto de ayuno y alimentación en grupo en nuestra comunidad.** Nuestra comunidad *online* del Método de Ayuno organiza semanalmente retos de ayuno y alimentación dirigidos por mí. Estamos muy sensibilizados con lo que ocurre en el mundo y trabajamos con nuestros miembros para averiguar a qué desafíos se enfrentan. Cada reto semanal se crea teniendo en cuenta estos desafíos. La idea es que no tengas que ayunar sola: ¡puedes hacerlo con tus amigos de la comunidad y aprovechar su apoyo!

Necesito resultados rápidos. ¿Será suficiente un ayuno de cinco días?

No. Ser constante y plantearte el ayuno como un cambio a largo plazo en tu forma de comer te proporcionará resultados duraderos. En el ayuno no se trata de «si un día es bueno, cinco debe de ser mejor». Quienes lo enfocan así no lo consiguen, se consuelan con la comida y acaban pesando más y con los niveles de azúcar en sangre más elevados de su vida. Cuando nos estrellamos y nos quemamos después de intentar ayunar mucho y demasiado pronto, volvemos a nuestros alimentos favoritos y acabamos mal de salud. Si quieres hacer un ayuno más largo, te recomiendo que primero lo prepares con ayunos más cortos y que trabajes con un experto. De este modo alcanzarás tus objetivos de recuperación más rápidamente.

Es la primera vez que ayuno. ¿Qué debo comer cuando rompa el ayuno?

Mi consejo principal es que vayas poco a poco. Empieza removiendo una cucharada de semillas de chía o cáscaras de psilio en un vaso de agua de un cuarto de litro o de medio litro y deja reposar la mezcla unos treinta minutos. Tómala media hora antes de romper el ayuno para que pueda absorber el exceso de agua en el intestino y ayudar a tu tubo digestivo mientras reintroduces los alimentos.

A continuación, despierta suavemente tu tubo digestivo con una ensalada de tomate y pepino con un poco de aceite de oliva y perejil. El perejil aumenta el volumen de las heces, y el tomate y el pepino son fáciles de digerir. (Siempre digo a mis clientes que desayunar un huevo es como si alguien te diera un puñetazo para despertarte; golpea con fuerza el aparato digestivo).

Acompaña la ensalada con verduras cocidas y carne de ave, incluida la piel del pollo, que no es demasiado grasa a pesar de lo que te hayan dicho. Recuerda, ¡las grasas naturales son buenas! El pescado cocinado en grasa es otra gran opción, al igual que las verduras de hoja verde cocinadas en aceites (no crudas) para vegetarianos y veganos. Medio aguacate tiene una buena cantidad de fibra que puede engrosar las heces, y es muy saciante y poco probable que cause problemas en el intestino. Si habitualmente tienes trastornos digestivos, te sugiero que empieces con dos cucharadas soperas de semillas de chía o psilio en agua. O utiliza un yogur desnatado o kéfir de coco en lugar de agua.

He oído que las proteínas pueden causar efectos secundarios al ayunar. ¿Es eso cierto?

Algunos expertos dicen que las proteínas son lo principal. Otros sugieren que comemos demasiadas. Cuando nos atenemos a la ciencia, el jurado no se pone de acuerdo: hay datos que apoyan ambas teorías.

En mi práctica clínica, cuando las mujeres con resistencia a la insulina y diabetes tipo 2 comen demasiadas proteínas, notan que les *sube* el azúcar en sangre. Les recomiendo que, en vez de comerse un filete de 350 gramos, opten por uno de un cuarto de kilo. Una vez que estas clientas ayunan un poco y sus niveles metabólicos suben, se vuelven más activas y quieren hacer senderismo, jugar al golf o ir al gimnasio. Su composición corporal cambia drásticamente y tienen más masa magra, por lo que necesitan más proteínas. Es entonces cuando les sugiero que prueben el filete de 350 gramos.

En cambio, si una mujer no ingiere suficientes proteínas en los días de comida, le resulta *muy* difícil ayunar. Veo que las mujeres entran en una fase de estancamiento del ayuno: ya no son capaces de ayunar porque experimentan efectos secundarios. Los síntomas de la escasez de proteínas son niebla cerebral, aumento de los antojos de azúcar y caída del cabello. La solución es elevar la ingesta de proteínas (normalmente 56 gramos de carne, por ejemplo) en un día de comida.

En resumen, al principio de tu viaje, quizá no toleres las proteínas, pero eso puede cambiar.

He probado algunos ayunos, y siempre tengo antojos a media tarde. ¿Hay alguna forma de acabar con ellos?

He oído decenas de miles de veces que la hora maldita de las cuatro de la tarde es el momento problemático del día para muchas mujeres. Esto se debe a que el intenso estrés de lidiar con muchas exigencias a primera hora del día hace que nuestras glándulas suprarrenales produzcan cortisol continuamente. Cuanto más suben nuestros niveles de cortisol, más fatigadas se vuelven las glándulas suprarrenales y más nos apetece el azúcar. En la mayoría de las mujeres, este pico se produce hacia las cuatro de la tarde. El azúcar estimula la liberación de cortisol, que nos da la energía necesaria para hacer frente al estrés.

Si tomas sal cada dos o cuatro horas a partir de la mañana, das un gran abrazo a tus glándulas suprarrenales mientras intentas llevar a los niños al colegio, te ocupas de la bandeja de entrada de tu correo electrónico o haces malabarismos con reuniones y peticiones urgentes de trabajo, ¡o todo eso a la vez! El sodio es el soporte vital número uno de tus glándulas suprarrenales, ya que disminuye la cantidad de cortisol liberado en respuesta al estrés. La cantidad de sal que tomes depende de tu nivel de resistencia a la insulina.

Si tienes una alta resistencia a la insulina, tu cuerpo retiene el sodio y puede que no necesites tomar mucha sal. Pero a las seis semanas de tu viaje de ayuno, tus niveles de insulina pueden haber bajado tanto que no retengas sodio en tu cuerpo y el ayuno se haga imposible. Cuando te encuentres con fatiga, dolores de cabeza y antojos a las cuatro de la tarde, toma un poco de sodio cada cuatro horas. Auméntalo a cada dos horas a medida que avances en tu ayuno.

He estado perdiendo peso ayunando, pero ya no funciona. ¿Qué estoy haciendo mal?

Te has estancado, y es completamente normal. Tanto si ya no pierdes peso como si de repente tienes un hambre voraz durante el ayuno o si aumentan los efectos secundarios, todo el mundo se estanca en algún momento de su ayuno. Para superar esta etapa, prueba una o varias de estas estrategias:

1. **Cambia el protocolo de ayuno que has estado utilizando.** Si has estado ayunando 16/8 o 18/6, prueba a hacer un ayuno más largo o tres ayunos a la semana. Si has estado haciendo tres ayunos de cuarenta y dos horas a la semana, prueba con dos ayunos de cuarenta y ocho horas a la semana para estar más tiempo en un estado de quema de grasa más profundo. Si te has estancado con un ayuno más largo, prueba a comer más o a hacer tres ayunos semanales de veinticuatro horas.
2. **Sigue tus ayunos como si fueran tratamientos terapéuticos.** Lo son. Cuanto más constante seas, mejores serán los resultados.
3. **Asegúrate de tomar suplementos de sal y magnesio.** Mantener tus electrolitos en equilibrio hará que tu metabolismo funcione a pleno rendimiento (ver la página 236).
4. **No piques *nunca*.** Comer dispara la insulina y te hace pasar de quemar grasa a almacenarla. Recuerda que cuando ayunas, te estás sanando.

5. **Prueba otras maneras de comer.** Tu forma de comer (ver el capítulo doce) puede cambiar tu relación con la comida y ayudarte a reconocer mejor cuándo estás saciada.

¿Interferirá el ayuno intermitente en mi ciclo menstrual o me hará estéril?

No. Lo más probable es que el ayuno regule tu ciclo y reduzca drásticamente los síntomas del síndrome premenstrual. Como muchas de las mujeres con las que he trabajado, al principio tenía miedo de ayunar, ya que me preguntaba cómo afectaría a mi fertilidad. Pero luego me di cuenta de que hace poco que podemos ir a la nevera y sacar una docena de huevos o ir al armario y tomar una caja de cereales. Durante siglos, tuvimos que cazar y recolectar, y eso significaba periodos de escasez, que es como el ayuno intermitente forzado. Obviamente, las mujeres no tenían problemas para reproducirse, pues de lo contrario tú no estarías aquí y yo tampoco.

Durante los dos primeros meses de ayuno, la mayoría de las mujeres refieren retrasos en sus ciclos menstruales. Y muchas siguen teniendo los calambres, la hinchazón, los antojos y la irritabilidad de siempre. La buena noticia es que estos síntomas no se agravan antes de mejorar, a pesar de todos los cambios hormonales que se están produciendo. No ayunes cuando tu cuerpo o tu vida no cooperen. Procura hacer un ayuno de grasas o sigue un enfoque bajo en carbohidratos y alto en grasas saludables durante los primeros meses.

Alrededor de los meses tres y cuatro, la mayoría de los efectos secundarios físicos y emocionales del síndrome premenstrual empiezan a disminuir considerablemente. El ritmo menstrual comienza a regularse, tanto si has tenido periodos muy irregulares como si han sido ligeramente irregulares en el pasado. Incluso las mujeres que no han tenido menstruaciones en casi dos años empiezan a experimentar ciclos normales en los primeros seis meses de ayuno; ¡es increíble! Algunas afirman que su apetito sigue siendo fuerte, pero que los antojos de carbohidratos procesados poco saludables han disminuido significativamente. Sigo fomentando el ayuno de grasas durante este periodo.

La magia parece producirse hacia el sexto mes. Los efectos secundarios del síndrome premenstrual son un recuerdo lejano, y sientes que controlas tu dieta. Es entonces cuando sugiero a las mujeres que empiecen a ayunar activamente durante el periodo. Comienzan a notar una pérdida de peso durante la menstruación, ¡en lugar de un aumento! Y por si fuera poco, suelen decir que cuando más fácil les resulta ayunar es del primer al séptimo día de su ciclo.

¿Puede el ayuno ayudarme a perder el peso que estoy ganando con la menopausia y a regular otros cambios menopáusicos?

Sí. Muchas mujeres con menopausia creen que no pueden perder peso. He tenido el privilegio de trabajar con miles de mujeres que atraviesan «el cambio», y seré la primera en decir que perder peso durante este periodo no es fácil. Pero tampoco es imposible. De hecho, se pueden obtener resultados asombrosos durante la menopausia siguiendo algunos principios básicos del ayuno. La constancia, evitar picar entre comidas y la paciencia son tus mejores aliados. Todavía no he trabajado con una sola mujer que no haya conseguido perder peso, pero ha hecho falta mucho ensayo y error para descubrir los protocolos que realmente funcionan, y debes ser concienzuda a la hora de seguirlos.

Algunas mujeres afirman que el ayuno ayuda a aumentar el deseo sexual y la humedad vaginal. De vez en cuando, alguna dice que le han desaparecido las canas o que tiene menos sofocos o menos intensos. Estos síntomas rara vez desaparecen por completo, pero mejoran. Los estudios también han demostrado que el ayuno puede ayudar a mejorar la salud ósea, incluida la osteoporosis.[2]

¿Cómo puedo hacer ejercicio en ayunas?

A muchos clientes les preocupa cómo equilibrar el ejercicio con el ayuno para no sentirse agotados o exhaustos. Cuando sienten hambre después de un entrenamiento, piensan que necesitan glucosa o proteínas. En realidad, necesitamos reponer nuestros *niveles de sodio*. Durante un entrenamiento, perdemos aproximadamente media cucharadita de sal a través del sudor cada media hora. Una forma de reponer el sodio es hidratarse bien antes de entrenar. Recomiendo mezclar media cucharadita de sal en un litro de agua. Al beber el agua ligeramente salada noventa minutos antes de entrenar, das tiempo a tu cuerpo para absorberla, optimizarla para el ejercicio y tener tiempo para ir al baño. Estarás preparada para entrenar aunque sea un día de ayuno, ¡y te resultará fácil y divertido!

Ayunar es una forma sencilla de cambiar tu relación con la comida y de sanar tu cuerpo. Las preguntas que te he respondido en este capítulo son las que oigo con más frecuencia, pero también surgen otras. Si te encuentras con algún efecto secundario o necesitas ayuda para solucionar problemas, y tu pregunta no tiene respuesta aquí, visita mi plataforma *online* para encontrar respuestas más específicas. También te invito a unirte a mi grupo de Facebook, donde las mujeres se conectan para hablar de sus experiencias particulares de ayuno.

En el próximo capítulo, veremos estrategias para incorporar el ayuno a tu vida a medida que avances en tu trayectoria. A estas alturas ya llevas un tiempo ayunando, has encontrado soluciones a los obstáculos y sabes que puedes buscarme en Internet para que te ayude con cualquier tropiezo. Más adelante comparto todo lo que he aprendido para ayudarte a convertir el ayuno cotidiano en una práctica fácil de llevar a cabo de forma eficaz.

Conclusiones del capítulo once

- Muchos efectos secundarios del ayuno se deben a que nuestros electrolitos están desequilibrados. Tomar suplementos de sodio y algo de magnesio evita que perdamos otros electrolitos esenciales, y eso hace que nuestro organismo funcione de forma eficiente.
- Aprender de otras mujeres, *online* y en persona, y apoyarnos mutuamente en nuestros viajes de ayuno nos ayuda a superar los efectos secundarios o los puntos problemáticos que podamos encontrar.

12

Consejos y técnicas para desarrollar una relación sana con la comida

• • • • •

«Ayunar hoy mejora la comida de mañana».

Proverbio alemán

A lo largo del libro hemos hablado de pensar en el ayuno como curación. En este capítulo, quiero que empieces a pensar más profundamente que los días en que comes son días de recuperación. Los tipos de alimentos que consumimos, y cómo los consumimos, repercuten en el proceso de curación. Los aguacates, por ejemplo, generan respuestas hormonales diferentes a las de los cereales azucarados, como sabemos. Ten presente ese aguacate y la respuesta hormonal que produce mientras analizamos los distintos papeles que desempeñan los alimentos en nuestra vida. A menudo pensamos que la comida es nuestra mejor amiga: que nos reconforta, que está ahí para acompañarnos. Pero ahora quiero que pienses en la comida como combustible: para tu viaje hacia la salud.

En este capítulo hay dos temas principales. El primero es el arte físico de cómo comer, que consiste en comprender cuándo estás llena y cuándo no. Esto significa aprender a interpretar tus sensaciones corporales, tus hormonas y los mensajes que te envían. La segunda parte trata sobre qué comer. Mucha gente llega al ayuno y piensa que lo más importante es *qué* comer, pero desde mi punto de vista, lo fundamental es *cómo* comer.

Cómo comer: tres maneras de frenar la ingestión constante de alimentos y la sobrealimentación para mantener baja la insulina

Cuando trabajo con clientes sobre alimentación y elección de alimentos, esperan muchas recetas. Piensan en términos de *qué* comer. Yo prefiero empezar por *cómo* comer. En un principio suelo preguntarles qué sienten cuando terminan una comida. Tómate un momento para hacerte estas preguntas y anota tus respuestas:

- ¿Alguna vez te sientes llena?

____

____

____

- ¿*Cómo* es la sensación de saciedad?

____

____

____

Si eres como muchas de mis clientas, habrás respondido «no» o «no lo sé». Mucha gente nunca se siente llena ni conoce la sensación de saciedad. Y esta es una razón importante para comer en exceso.

La leptina es nuestra principal hormona de la saciedad. Cuando estamos llenos, las células adiposas liberan leptina, que viaja por el torrente sanguíneo hasta el cerebro, donde están los receptores de esta hormona. El cerebro envía entonces el mensaje de que dejemos de comer y empecemos a quemar grasa. Pero muchas personas no tienen ni idea de lo que se siente al saciarse porque *la leptina nunca llega a sus receptores de leptina*. ¿Por qué? Porque la insulina y la inflamación se interponen. Cuando el cuerpo contiene mucha leptina pero el cerebro no recibe la señal, se produce una resistencia a la leptina.

El estrés crónico puede provocar inflamación. A muchas personas, una dieta rica en cereales y lácteos les provoca una gran inflamación que impide que la leptina se una a sus receptores. Esto imposibilita la señalización hormonal adecuada para indicar cuándo hemos comido suficiente. ¿Cuál es el resultado? Es imposible sentirnos saciadas.

Así que comemos más. Y más.

Y el ciclo de la inflamación continúa.

También hay otra razón por la que muchas mujeres no saben lo que es la sensación de saciedad, y es de tipo psicológico. Muchas de nosotras empezamos a hacer dieta en la escuela secundaria y hemos seguido al menos una dieta de restricción calórica; y a menudo docenas o incluso cientos. Hemos comido los alimentos dietéticos de marca especial, hemos contado los puntos o las calorías, pero nunca nos hemos centrado en si nos sentíamos llenas o no. La mayoría de las dietas de restricción calórica no recomiendan comer alimentos saciantes; se centran en alimentos bajos en calorías, que también impulsan la producción de insulina. En el caso de muchas mujeres, la idea de saciedad se ha enredado con el modelo dietético de privación: sentirse llena se considera algo malo. Tenemos toda una población de mujeres a las que les aterroriza ganar peso y que asocian la sensación de saciedad con engordar. El noventa y cinco por ciento de las mujeres que vienen a mi programa no tienen ni idea de si están saciadas o no, de si necesitan comer más o no.

Aprende a reconocer la saciedad: la estrategia alimentaria de los noventa minutos

Quiero que te imagines comiendo un aguacate: sintiendo su carne cremosa y fresca en la boca, disfrutando de su sabor natural, a nuez o mantequilla. ¿Cómo te sientes? Observa a qué sabe en tu mente. Los aguacates suprimen la insulina y no provocan inflamación, lo que significa que la leptina llega a sus receptores y te sientes llena. Piensa en tu respuesta hormonal y en esta sensación de saciedad mientras sigues leyendo.

Cuando las clientas acuden a mí sin saber cómo determinar si se sienten saciadas, les presento la estrategia alimentaria de los noventa minutos. Para muchas personas, este sencillo enfoque de la alimentación transforma su relación con la comida tras años de dietas y miseria. Les pido que piensen en cada comida dividiéndola en tres fases de treinta minutos cada una.

LA ESTRATEGIA ALIMENTARIA DE LOS NOVENTA MINUTOS

Primeros 30 minutos	Come tu comida.
Segundos 30 minutos	Quédate sentada y haz la digestión.
Terceros 30 minutos	Valora y evalúa si sigues teniendo hambre.

En los primeros treinta minutos, come. En los segundos treinta minutos, dale a tu cuerpo el tiempo que necesita para digerir y que tus hormonas necesitan para enviar el mensaje de saciedad. No comas ni bebas nada más durante estos treinta minutos. Esta pausa ayuda a que no te llenes *demasiado* por comer en exceso. Puedes sentarte a la mesa y socializar durante este tiempo o reanudar un trabajo ligero, pero procura no hacer un esfuerzo físico porque has de prestar atención a tu cuerpo.

En los terceros treinta minutos, piensa en esa sensación de saciedad al comer un aguacate. ¿Es así como te sientes? Si la respuesta es afirmativa, has tomado una comida apropiada para ti y has ingerido suficiente grasa y carbohidratos. Estupendo. Si sigues teniendo hambre, pregúntate: «¿Qué me apetece?». ¿Grasa, dulce, carbohidratos? Una vez que hayas determinado lo que te apetece, *come más de eso*. Mis clientas se sorprenden mucho cuando les digo esto, pero es crucial que completes tu alimentación y te ayudes a sentirte realmente llena en este tercer periodo de treinta minutos.

Esta estrategia ayuda a muchas mujeres a saber cuándo están saciadas, y es una herramienta a la que te recomiendo que vuelvas una y otra vez a lo largo de tu viaje de ayuno, a medida que cambie tu relación con la comida.

¿Recuerdas cuando hablé de las diecinueve versiones metabólicas diferentes de mí misma? Empecé como una persona muy enferma que miraba la colada y lloraba. Los médicos me dijeron que no podía tener hijos debido a mi síndrome de ovario poliquístico. Tenía diabetes tipo 2 y hepatopatía grasa. Luego me convertí en una Megan que deseaba más actividad física, se hizo más activa y se encaminó hacia el bienestar. Esa Megan tenía un conjunto diferente de necesidades nutricionales. Cada vez que tenía un nuevo personaje metabólico, me topaba con un muro en el que mi hambre se disparaba cuando ayunaba. De repente tenía antojos de azúcar. Una vez se me antojó una galleta de dátiles, incluso teniendo diabetes tipo 2, y eso que nunca quise comerlas; ¡no me gustan! Pero esa versión metabólica de mí quería esa galleta.

Los antojos y los periodos de estancamiento son una señal de que necesitas reevaluar si precisas más grasas como combustible para mantener tu mayor actividad física o más proteínas para mantener tu cuerpo. Una deficiencia de proteínas hace que tengas antojo de cosas dulces, por ejemplo. La clave no es centrarse en el tipo concreto de proteína, sino en la cantidad.

A lo largo de tu viaje de curación, experimentarás estos cambios, y es entonces cuando la estrategia de comer noventa minutos resulta útil. Vuelve a comer con atención y diseña tu propia comida ideal. Lo que estás haciendo en este proceso es aprender qué cantidad y qué tipos de alimentos necesita tu cuerpo en la primera comida –esos primeros treinta minutos– para que finalmente no tengas que comer en ese tercer periodo de treinta minutos. Vuelve a evaluar. Te animo a que repitas una y otra vez esta estrategia. Es una forma demostrada de ayudarte a conocer tu organismo, y el nuevo cuerpo que estás desarrollando, a medida que avanzas en tu viaje metabólico.

• CONSEJO DE EXPERTA •

Asegúrate de utilizar correctamente la estrategia alimentaria de los noventa minutos. Deja de comer después de los primeros treinta minutos, tanto si te has acabado toda la comida del plato como si no. Luego espera treinta minutos completos antes de valorar si sigues teniendo hambre. La leptina tarda al menos veinte minutos en llegar a los receptores del cerebro, por lo que es crucial que te tomes este tiempo, seas consciente y te enseñes a saber cuándo estás saciada, sin importar en qué punto de tu proceso de ayuno te encuentres.

Por último, no utilices automáticamente los terceros treinta minutos para comer. La idea es aprender qué comer en ese primer periodo y, con la práctica, reducir el tiempo de comida a entre treinta y cinco y cuarenta minutos en total. La pausa después de comer es para que recibas esa respuesta hormonal a la comida que has ingerido, ¡no para que comas un poco más!

Excepciones a la estrategia alimentaria de los noventa minutos

- Date un respiro cuando tengas mucho estrés. A veces, en los días estresantes, tendrás más hambre, y la estrategia alimentaria de los noventa minutos puede no serte útil en ese momento. Prueba la estrategia de los noventa minutos al día siguiente, o unos días más tarde, cuando tengas más tiempo.
- Otro momento para permitirte un respiro es durante las vacaciones, cuando te reúnes con la familia y los amigos. Es importante disfrutar comiendo con los nuestros. Pon el temporizador de tu reloj en noventa minutos y saborea la comida y la compañía. Pasados los noventa minutos, deja de comer. De este modo evitas el conflicto y el malestar social, y apoyas tu camino hacia la salud y tu aprendizaje sobre la saciedad. En mi familia, por ejemplo, en Navidad nos pasamos el día comiendo: empezamos a comer por la mañana, seguimos todo el día y luego cenamos muchísimo. Puede que disfrute de los entremeses de carne y queso durante noventa minutos por la mañana y luego deje de comer y espere a la comida navideña. Luego hago lo mismo en la cena: como pavo y verduras durante noventa minutos y luego paro.

Aprende a comer en intervalos de tiempo: miniayuno

Si, como a mí, te encanta picar, el miniayuno puede ayudarte a frenar las ganas de tomar tentempiés durante tus días de comida. Picotear durante horas provoca la secreción de insulina, lo que conduce a la resistencia a esta hormona, que a su vez lleva a la obesidad y a la diabetes tipo 2. Cada vez que comemos, incluso alimentos bajos en carbohidratos, producimos insulina. Un poco aquí y un poco allá suman mucha insulina. Y nuestro objetivo es reducir la cantidad de insulina que segregamos en general, cada día. Eliminar los tentempiés fue el paso más importante para optimizar mi pérdida de peso y mantener mi salud. Recuerda que me diagnosticaron diabetes tipo 2; para mantenerme bien, necesito asegurarme de que mi cuerpo no produce insulina constantemente.

Para asegurarte de que no estás picoteando en tus días de recuperación, haz dos o tres comidas y ayuna entre esas comidas. Almuerza, por ejemplo, entre la una y las dos de la tarde, y luego cena entre las seis y las siete. Y si puedes, mantén tus comidas en unos treinta y cinco minutos. Entre el almuerzo y la cena, de dos a seis, haces un miniayuno. Lo ideal sería que hicieras un miniayuno de cuatro horas, y no más de seis, entre las comidas.

Me gusta hacer retos de grupo con las clientas en los que el objetivo no es el número de días de ayuno, sino el número de horas que pasas sin comer alimentos entre las comidas. Este enfoque convierte en juego los días de comida y ayuda a las participantes a divertirse, mientras su cuerpo se recupera. Si comer entre horas te supone un problema, prueba algo similar para no provocar la secreción de insulina varias veces a lo largo del día.

Aprende a activar tu respuesta parasimpática: alimentación consciente

Muchas personas comemos mientras hacemos otra cosa, lo que significa que no prestamos atención a la comida. Comer sin prestar atención lleva a elegir mal los alimentos, a comer en exceso y a una mala digestión. El simple hecho de prestar un poco más de atención cuando comemos puede suponer una gran diferencia para nuestra salud.

No pensamos mucho en nuestra digestión, a menos que funcione mal y nos cause dolor. Nuestra digestión está dirigida por el sistema nervioso autónomo, un sistema dividido en dos partes que controla las acciones involuntarias del cuerpo. La primera parte es el sistema nervioso simpático (SNS); la segunda es el sistema nervioso parasimpático (SNP).

Conocemos bien nuestro SNS porque cuando sentimos estrés –al enfrentarnos a un león o a un oso, por ejemplo, en la prehistoria, o al tratar con un montón de correos electrónicos urgentes en los tiempos modernos– se activa nuestra respuesta de lucha o huida. Nuestro cuerpo entra en modo de supervivencia, preparándose para luchar y cerrando la digestión. Activa el modo de almacenamiento de grasa, ya que no está seguro de cuándo volverán a alimentarnos. Cuando nuestra atención está en otra parte –ya sea un nuevo bebé, un bonito vídeo de un perro, una noticia trágica o una pérdida reciente– y no en la comida, activamos el sistema nervioso simpático. Nuestro cuerpo interpreta esa distracción como una *respuesta de estrés*, y no absorbemos los nutrientes, lo que provoca problemas digestivos.

La mayoría sabemos mucho menos sobre el SNP, también conocido como sistema de descanso y digestión. Una vez que ha pasado el peligro o cuando no hay estrés ni distracción, el ritmo cardiaco disminuye, la presión arterial baja y el cuerpo activa el metabolismo para que podamos absorber nutrientes y empezar a curar y reparar nuestras células de nuevo. Solo hay una situación en la que podemos estar distraídos y tener una respuesta parasimpática, y es cuando estamos con un grupo de personas (por ejemplo, alrededor de una mesa conversando y disfrutando de una comida con amigos). Tenemos una respuesta parasimpática, que es relajante y significa que nuestra comida se está digiriendo correctamente.

La clave para activar el sistema nervioso parasimpático es estar relajados y concentrados en lo que estamos comiendo. Si vives y comes solo, te animo a que pongas música agradable de fondo o a que comas al aire libre por el agradable sonido del viento y de los pájaros, que es relajante para nuestro sistema. Te animo a que te sientes y te concentres en tu comida, a que comas en un lugar específicamente designado para ello (no en tu escritorio) y a que apartes el teléfono, el trabajo y cualquier otra distracción.

A la gente le cuesta aprender a comer con atención. Pero es lo mismo que aprender a ser consciente cuando meditas. Cuando meditas, aprendes a concentrarte en tu respiración, y te sugiero que cuentes lo que masticas para concentrarte en la comida. Lo ideal es masticar dieciocho veces antes de tragar. Puede ser mucho para empezar, así que prueba con diez masticaciones y luego ve aumentando hasta dieciocho. Cuando hayas practicado este método, te resultará más fácil comer con atención y provocar una respuesta parasimpática.

• CONSEJO DE EXPERTA •

La alimentación consciente es la práctica más difícil de adoptar para las clientas, pero cuando reto a los grupos a que la prueben durante dos semanas, se quedan asombradas con los resultados.

Pierden más peso, evacuan mejor y dejan de sentirse hinchadas. Se trata de un cambio enorme que puede transformar los resultados del ayuno.

Para empezar, céntrate en las texturas, combinaciones y sabores de los alimentos. ¿Qué sabor tiene el brócoli con salmón, por ejemplo, y qué diferencia hay con el brócoli solo? Prueba uno de estos consejos para guiar tu viaje hacia la alimentación consciente.

1. Concéntrate en el alimento que más te gusta de esta comida.
2. Escucha el sonido de los cubiertos al cortar los alimentos. ¿Qué otros sonidos puedes oír?
3. ¿Cómo te hace sentir esta comida?

Quería que pensáramos en *cómo* comer antes de fijarnos en *qué* comer, porque cómo comemos es crucial para nuestra relación con la comida. Es mucho más fácil seleccionar alimentos saludables cuando piensas en recuperarte y cuando entiendes realmente cuándo estás saciada o sigues teniendo hambre. Ahora examinaremos qué alimentos son los mejores para ti mientras nutres tu cuerpo para toda la vida.

Qué comer: cómo elegir la dieta adecuada para ti

En el capítulo cuatro vimos los principales componentes de los alimentos –hidratos de carbono, proteínas y grasas naturales– y sus efectos en el organismo. Y sabemos que reduciendo el número de hidratos de carbono refinados y aumentando las grasas naturales, disminuimos la secreción de insulina. En general, la gente se está dando cuenta de que el azúcar es realmente el demonio de la dieta y que gran parte de nuestro aumento de peso y nuestros problemas de salud tienen que ver con los azúcares procesados y refinados que ingerimos. Siempre se ha culpado a la grasa de lo que hacía el azúcar, pero estamos empezando a comprender ese error y a avanzar hacia dietas basadas en formas de alimentación más ancestrales.

Veamos algunas de las dietas actuales más populares, si ayudan o dificultan nuestra capacidad de reducir la insulina y cómo determinar qué alimentos pueden ser mejores para ti.

Dieta paleo

En esta famosa dieta se come carne, pescado, marisco, cualquier verdura –especialmente las de hoja verde– y algunas frutas, además de frutos secos y semillas. Hay quien incluye productos lácteos pasteurizados y quien no incluye ningún lácteo. La paleo es un enfoque liberal de la alimentación basada en alimentos integrales desde una perspectiva ancestral. En una dieta baja en carbohidratos generosa, como la paleo, no consumirías más de 100 gramos de carbohidratos al día. (En una moderada, serían 50 gramos de carbohidratos al día).

Tanto la Asociación Estadounidense para la Diabetes como la Asociación Estadounidense para el Corazón reconocen que las dietas bajas en carbohidratos, como la paleo, son formas seguras de controlar las enfermedades cardiacas y la diabetes. Estas dietas están ganando popularidad a medida que se aprecian cambios en la salud cuando se reducen los cereales y se suprimen los azúcares.

Dieta keto

Con una dieta keto, que también se ha convertido en una forma muy popular de alimentarse, se comen sobre todo grasas naturales saludables y una cantidad moderada de proteínas. Su ingesta de carbohidratos es muy baja porque prácticamente todos los alimentos ricos en estos nutrientes se reducen o eliminan de la dieta. Alrededor del setenta por ciento de las calorías de esta dieta proceden de las grasas naturales, el veinte por ciento de las proteínas y el diez por ciento de los hidratos de carbono. Una dieta keto no contiene más de unos 20 gramos de carbohidratos al día.

La Fundación Charlie ha financiado muchas investigaciones médicas sobre los beneficios de las terapias cetogénicas. Quienes siguen una dieta keto están en un estado constante de cetosis; la grasa se convierte en la principal fuente de combustible del cuerpo, en lugar de la glucosa. Este es el objetivo. Cuando el cuerpo no tiene glucosa que quemar como combustible, utiliza cetonas y ácidos grasos.

Dieta vegetal

En una dieta basada en productos de origen vegetal, se comen verduras, frutos secos, semillas, legumbres y lentejas. Muchos creen que este tipo de alimentación y la dieta paleo son incompatibles, pero no es así. La clave está en encontrar qué alimentos te sientan bien. Algunas personas comen cantidades moderadas de cereales sin gluten, como mijo, trigo sarraceno, amaranto, quinoa, *teff* y arroz (negro, salvaje o rojo). Puedes probar a comer pequeñas raciones de legumbres –como soja negra, guisantes, judías verdes y lentejas– y, si no experimentas ningún síntoma de malestar gástrico (hinchazón o dolor abdominal), seguir consumiéndolas. Lo más importante es que, para mantenerte dentro de un enfoque bajo en carbohidratos, vigiles el tamaño de tus raciones de verduras feculentas, cereales sin gluten y legumbres. Limita la ingesta de estos alimentos a una cuarta parte de tu plato. Utiliza verduras fibrosas sin almidón, como verduras de hoja verde y hortalizas que crecen por encima del suelo, para compensar el resto. Por último, ¡no rehúyas las grasas! Las aceitunas, los aguacates, los cocos y sus grasas son excelentes fuentes de grasas vegetales.

Elige cualquier variación de una dieta baja en carbohidratos

Cualquier planteamiento bajo en carbohidratos suele ser una buena elección para tus días de recuperación, especialmente para quienes se enfrentan a problemas metabólicos, autoinmunes, inflamatorios o de obesidad. Al principio de tu trayectoria hacia la salud, puede que necesites mantener muy bajos los carbohidratos (dieta keto) para sentirte bien. A medida que tu cuerpo se cura de la resistencia a la insulina y te vuelves más activo, puedes comer más hidratos de carbono y seguir manteniéndote en un estado de alimentación principalmente grasa. Esta capacidad de adaptación se conoce como flexibilidad metabólica. Cuando empecé a ayunar, comía 20 gramos de carbohidratos en total en mis días de recuperación, pero ahora puedo tomar 100 gramos al día y sigo estando principalmente en un estado de abastecimiento de grasas. Aplicaciones como Carb Manager, Cronometer y MyFitnessPal pueden ayudarte a controlar el número de carbohidratos que consumes al día.

Plantéate aumentar los carbohidratos más adelante en tu proceso de curación

Muchas mujeres temen volver a comer carbohidratos porque este macronutriente se ha demonizado en exceso. Pero a menudo llegan a un estancamiento al intentar perder los últimos cinco o seis kilos, y es entonces cuando puede resultarles muy beneficioso introducir *más* carbohidratos en su dieta. Algunas clientas que están atrapadas en esta mentalidad opuesta a los carbohidratos se van de vacaciones, comen más hidratos de carbono y se sorprenden al comprobar que *pierden* peso. Como sus cuerpos ya no son resistentes a la insulina, comer carbohidratos favorece la función suprarrenal y optimiza su función hormonal. Este paso siempre se produce más adelante en el proceso de curación, y depende mucho de cada persona. Por lo general, recomiendo que las mujeres que se encuentran en esta fase de su viaje de ayuno consuman unos 100 gramos de carbohidratos dos veces por semana.

Come los carbohidratos «vestidos»

No todos los carbohidratos son iguales. Algunos provocan mucha inflamación en el organismo, como la *pizza*, los pasteles y las galletas. A menudo se denominan «malos», o *carbobasura*, y queremos evitarlos. Pero incluso los carbohidratos «buenos» –alimentos integrales naturales como los boniatos, las bayas, la quinoa y las legumbres– pueden provocar un pico de insulina. El término que utilizo para ayudar a mis clientes a plantearse este fenómeno de un modo saludable procede de la dietista y nutricionista Lily Nichols, que describe la importancia de comer los carbohidratos *desnudos* o *vestidos*.[1]

Si comes una patata sola –desnuda–, se digerirá rápidamente, provocando un pico de insulina. Si la tomas con otros alimentos, tal vez con vinagre u otros alimentos de tu plato, la vistes. Al *vestir*, es decir, aderezar, un hidrato de carbono, cambias su composición química. Las patatas van a tu vientre junto con la grasa, la fibra y las proteínas. El vinagre ralentiza la digestión. En otras palabras, mezclar la patata con otros alimentos detiene el pico de glucosa, ralentiza la digestión y ayuda a tu cuerpo a absorber los hidratos de carbono de forma saludable.

Puedes elegir tomar tus carbohidratos sanos de forma saludable *aderezándolos*. Si tomas un puñado de bayas solas, por ejemplo, se produce un pico de glucosa. Pero si comes esas bayas con crema de coco, semillas de chía y nueces trituradas, ayudas a tu cuerpo a digerir bien los carbohidratos.

Deja los hidratos de carbono para el final

Me gusta esta analogía: si estás plantando una planta, puedes poner piedras en el fondo, luego tierra y después la planta. Del mismo modo, piensa en colocar los alimentos en capas cuando comas. La menor respuesta insulínica procede de las grasas, así que cómelas *primero* para favorecer tu respuesta de saciedad y reducir el hambre. Después come las proteínas. Y termina con los hidratos de carbono.

Mi historia

Había progresado tanto y había restringido los carbohidratos durante tanto tiempo que, cuando llegó el primer Día de Acción de Gracias de mi ayuno, me prometí a mí misma que comería las patatas asadas de mi madre. ¡Hacía meses que no comía patatas! Era como un niño con postre antes de cenar. En un estado de semiayuno, me comí primero las patatas, atiborrando mi estómago vacío. Las patatas se digirieron rápidamente, tuve un pico masivo de insulina y mi cuerpo empezó a producir grelina –la hormona del hambre– como respuesta. Comí más patatas, y luego pan, y tenía tanta hambre que quería comérmelo todo. Comía y comía y tenía una respuesta de saciedad muy retardada. Me sentí fatal, engordé mucho y tardé días en volver a regular mis hormonas. ¡Tuve que hacer ayuno de grasas para calmar mi inflamación!

En Navidad de ese mismo año, estaba decidida a no cometer el mismo error. Me comí el pavo, los brotes y la ensalada con un poco de vinagre. Me aseguré de comerme las patatas al final. Me cuidé: comí grasas seguidas de proteínas y tuve una fuerte respuesta hormonal de saciedad. Solo me comí la mitad de las patatas. Por primera vez en mi vida, ¡dejé patatas en el plato! Disfruté mucho de la comida y del día. Dejar los carbohidratos para el final ayuda mucho a controlar la respuesta hormonal del cuerpo.

Qué comer: cómo adaptarse en situaciones sociales, en vacaciones, y después de una operación para bajar de peso

Adaptar tus estrategias alimentarias en casa o con la familia cercana para una ocasión especial puede requerir cierta planificación, pero enfrentarse a situaciones públicas, a periodos más largos fuera de casa o a la recuperación posoperatoria a veces resulta difícil y abrumador. Planifica con antelación cómo afrontar estas situaciones, y te sentirás más preparada cuando surjan. Piensa en lo que podrías decir con antelación o habla con tus seres queridos para que sepan qué esperar, aunque a veces la gente responde de forma poco adecuada. Aquí tienes algunos consejos que te ayudarán a planificar y afrontar esta nueva fase de tu vida.

Situaciones sociales: desvía la atención del ayuno

Ir a tomar un café o una copa o a comer algo es una parte importante de la forma en que conectamos con amigos o compañeros de trabajo. Si te sientes segura haciendo saber a los demás que estás eligiendo cuidadosamente tus alimentos o que estás ayunando, es estupendo. Pero a muchas mujeres les resulta difícil gestionar la presión social en estas situaciones. ¿Cuántas veces has oído decir a la gente: «¡Come tarta! ¡Es mi cumpleaños!» o «¡Toma una copa! ¡Estamos de celebración!»? En estas situaciones, tienes un par de opciones: alejar la conversación del ayuno para evitar las preguntas y el posible juicio, o elegir una actividad no centrada en la comida para que el tema de la comida o el ayuno no surja en absoluto.

Cuando conocí al hombre que se convirtió en mi marido, él vivía en San Francisco. Yo lo visitaba desde Toronto cada tres semanas. ¡La gente va a San Francisco a comer porque la comida es riquísima! Así que aprovechaba el tiempo que pasaba en Toronto para ayunar y comer «sano», y cuando estaba en San Francisco disfrutaba de comidas con amigos e iba a visitar bodegas en Napa o Sonoma. Los dos perdimos peso durante esa época. Entonces mi marido se mudó a Toronto. Toda nuestra vida de pareja, todas nuestras actividades juntos, se centraban en comer en restaurantes y conectar entre nosotros y con los amigos a través de la comida. No teníamos tiempo para comer de forma saludable ¡y engordamos cinco kilos *cada uno*!

Decidimos sentarnos e idear formas de relacionarnos distintas de la comida. Elegimos puzles y juegos de mesa. Si estaba en ayunas, tomábamos té y jugábamos a un juego de mesa después de que él hubiera comido. En verano, salíamos de excursión y nos divertíamos al aire libre. A nuestros amigos íntimos les encanta comer y salir de fiesta, pero descubrimos que también les encanta ir en bici. Ahora salimos a montar en bici con una de nuestras parejas favoritas, en vez de salir a tomar algo. Recorremos senderos, hacemos una parada para comer saludablemente y disfrutamos pasando el tiempo juntos de una forma que nos conviene a todos. Mi mejor amiga y yo solíamos ir a cenar juntas los viernes, pero lo cambiamos por pedicuras semanales, ¡que a las dos nos gustan mucho más! En lugar de hornear con mis primas durante las fiestas, hemos creado un ritual más sano: jugamos juntas. E invitamos a los primos, a quienes les encanta formar parte de esta nueva tradición.

Sin embargo, a veces no es posible evitar una situación social con comida por medio. Y cuando la gente se entera de que estás ayunando, puede mostrarse muy curiosa e insistente al respecto. Eso resulta incómodo, y algunas mujeres se sienten obligadas a romper el ayuno solo para evitar el interrogatorio. El doctor Fung dice que la primera regla del ayuno es no hablar de él. Pero yo recomiendo tener una respuesta preparada. Podrías decir: «¡Estoy haciendo la dieta Whole30!». O mi mejor amiga sugiere: «Estoy en un mes de abstinencia». Ambas son respuestas socialmente aceptables a preguntas que pueden cuestionar tu ayuno.

La historia de Suann

Suann tenía una larga tradición de ir a comer con sus amigas íntimas. Poco después de contarles que había empezado a ayunar para perder peso y combatir la diabetes tipo 2, dejaron de invitarla. Se sentían incómodas con su decisión de ayunar, aunque Suann creía que podía modificar su horario de ayuno para comer con ellas. No quería tener que elegir entre su salud y sus amigas.

La siguiente vez que vino a verme, se nos ocurrieron otras formas de relacionarse con sus amigas. Decidió salir a pasear con ellas, lo que significaba que hablaban de los cerezos en flor que veían o de la nueva zona de la ciudad que exploraban, en lugar de hablar del ayuno o de sus diferencias alimentarias. Su conexión ha vuelto a ser fuerte y sus amigas ya no la hacen sentir culpable por haber elegido ayunar.

Suann ha seguido sistemáticamente el protocolo de dos ayunos semanales de cuarenta y ocho horas. Ahora está cerca de su objetivo de revertir totalmente su diabetes y perder el peso que se había propuesto.

Vacaciones: evita los aperitivos y sigue tus estrategias alimentarias

Si estás de vacaciones en un complejo de playa con todo incluido o en un crucero donde hay constantemente comida y bebidas alcohólicas azucaradas a tu disposición, corres el riesgo de engordar debido a la abundancia. Pero tampoco te recomiendo que intentes hacer un ayuno de dieciséis o veinticuatro horas durante las vacaciones, porque si estás en la playa soleada y calurosa, es probable que te deshidrates y elijas mal los alimentos. Suelo animar a quienes están en esta situación a que tomen un desayuno rico en electrolitos y en grasas saludables y proteínas: un poco de aguacate, salmón y beicon, por ejemplo. Prueba a hacer un miniayuno, comer con atención plena o utilizar la estrategia alimentaria de los noventa minutos. Los clientes a veces pierden peso en vacaciones cuando siguen este consejo, porque se sacian más y sus electrolitos se mantienen mejor con el calor.

Si haces un viaje turístico más activo, suele ser difícil comer en exceso porque estás asimilando todo lo que hay que ver, por ejemplo, en París o en la Costa Amalfitana. Puede que comas dos comidas maravillosas cada día, pero a menudo no tienes cocina en la habitación ni posibilidad de picar, por lo que tiendes a perder peso durante las vacaciones porque tu cuerpo está bien saciado y estás haciendo mucho ejercicio. Al no tomar aperitivos ni comer entre comidas, la alimentación restringida en el tiempo es un beneficio secundario de todas las visitas turísticas, y es probable que mejores tu salud, aunque estés comiendo todas esas copiosas y deliciosas comidas. He visto este resultado muchas veces; realmente me reafirma en la importancia de ¡*no picar* nunca!

Tras una operación de adelgazamiento: come menos cantidad

Las mujeres que se han sometido a una operación de *bypass* gástrico (en la que se reduce el tamaño del estómago) o a una operación de banda gástrica (en la que se coloca una banda alrededor del estómago para reducir su capacidad y ralentizar la digestión) a menudo descubren que aumentan de peso con el paso del tiempo. Esto puede ser muy desalentador, y las que acuden a mí habiendo recuperado el peso que perdieron tras la operación a menudo luchan con las emociones que tienen en torno a la gestión de su peso. Muchas de ellas también experimentan mucho malestar gástrico cuando comen, lo que puede hacer que el ayuno sea problemático.

En general, cuando rompemos el ayuno necesitamos tomar comidas más copiosas, comiendo con atención hasta saciarnos. Pero con la cirugía de banda gástrica, las comidas copiosas resultan muy molestas. Y con la cirugía de *bypass* gástrico, puede ser muy peligroso comer mucho en una sola comida; sobrecarga el estómago y puede reventar los puntos, lo que lleva a la hospitalización. Muchas de estas mujeres no ingieren suficientes nutrientes a través de la comida y tienen carencias nutricionales.

Según mi experiencia clínica, el mejor protocolo de ayuno para las mujeres que se han sometido a cirugía de adelgazamiento son tres ayunos de treinta y seis horas a la semana. Comes tres comidas más pequeñas los días de comida (de recuperación), lo que resulta tolerable para el sistema digestivo. Otra estrategia que recomiendo son tres ayunos semanales de cuarenta y dos horas, pero con *tres comidas pequeñas* durante una ventana de seis horas, en lugar de las dos comidas más grandes típicas de este protocolo. No es recomendable el protocolo de ayuno de cuarenta y ocho horas porque solo se come una vez, lo que puede resultar molesto o peligroso para el sistema gástrico y dificulta la ingesta de suficientes nutrientes. Si intentas un ayuno más prolongado con una sola comida para romperlo, te recomiendo tomar sopa; si eso causa malestar al estómago, sustitúyela por batidos.

La historia de Cyndy

Por término medio, una persona prueba ciento veintiséis dietas a lo largo de su vida.[2] Cyndy era una de esas personas. Había probado todas las dietas conocidas y había ganado y perdido los mismos cuarenta y cinco kilos una y otra vez. Finalmente, su médico le recomendó la cirugía de banda gástrica; la idea era que comiera menos y con menos frecuencia, como con el ayuno intermitente, pero en su caso con una intervención quirúrgica enorme.

Cyndy se operó y al principio perdió peso, pero cuando se recuperó, volvió a sus antiguos hábitos alimentarios. Comía a todas horas y todo lo que no debía, y pronto recuperó el peso perdido y *más*.

Cuando Cyndy vino a verme, le recomendé tres ayunos de treinta y seis horas a la semana. Empezó a ayunar y perdió setenta y dos kilos y medio en dieciocho meses a través del ayuno y la nutrición con alimentos naturales. Consiguió prescindir de la banda gástrica y desde entonces mantiene un peso saludable.

Esta es una historia muy frecuente cuando se trata de mujeres e intervenciones quirúrgicas de pérdida de peso: no pueden comer mucho a corto plazo después de la operación, y cuando pueden volver a comer, ganan todo el peso que han perdido. Sin embargo, si empiezan a ayunar, aprenden a eliminar los aperitivos y a comer de forma consciente, por lo que pueden quitarse la banda gástrica y mantener su pérdida de peso.

Hemos estudiado todo tipo de formas de incorporar el ayuno a su vida, estrategias para volver a aprender a comer de forma saludable y consciente, y orientaciones específicas para determinadas personas durante su proceso de ayuno. En el último capítulo del libro hablaremos de cómo convertir el ayuno y la alimentación sana en un hábito para toda la vida.

Conclusiones del capítulo doce

- La estrategia alimentaria de los noventa minutos es mi arma secreta para todo el que ayuna. Repásala y practícala una y otra vez para reaprender a saber cuándo estás saciada a medida que tu cuerpo cambia.
- El miniayuno es una herramienta muy útil para mantener la salud, gestionar las situaciones de estrés y asegurarnos de que disfrutamos de las vacaciones mientras vivimos con un nuevo enfoque de la alimentación.
- Cuando comemos mientras hacemos otra cosa, no activamos nuestro sistema nervioso parasimpático ni digerimos bien los alimentos. Comer con atención marcará una gran diferencia en tu progreso en el ayuno.
- Asegúrate de comer alimentos nutritivos y de reducir al mínimo los carbohidratos, ajustándolos a medida que avances

en tu viaje de ayuno. Cuando viajes, considera la posibilidad de tomar desayunos saludables para no deshidratarte.

- Si te has sometido a una intervención de cirugía gástrica, utiliza un protocolo de ayuno que te permita tomar comidas más pequeñas en lugar de una comida grande. Rompe el ayuno con sopas o batidos, que son más fáciles de digerir.
- Las herramientas y estrategias de este capítulo están siempre a tu disposición. Han funcionado para miles de clientas y están diseñadas para ayudar a mujeres como tú mientras ayunas.

13

Cómo convertir el ayuno y la alimentación sana en un hábito para toda la vida

• • • • •

«El ayuno periódico puede ayudar a aclarar la mente y fortalecer el cuerpo y el espíritu».

Ezra Taft Benson

Muchas mujeres han pasado toda una vida intentando adelgazar, sin conseguirlo a largo plazo. Si es tu caso, puede que empieces a sentir pánico cuando tu cuerpo cambie tras meses de ayuno y comiences a alcanzar tus objetivos: perder peso, curarte, revertir la diabetes tipo 2. Puede que temas recuperar peso, como te ha ocurrido con todas las dietas de tu vida. Quizá pienses que la pérdida de peso no es sostenible. Dado que el ayuno es una experiencia totalmente distinta, tal vez te resulte difícil explorar tu nuevo cuerpo (y la percepción que tienes de él), pensar en desarrollar una nueva mentalidad para controlar el peso (en lugar de perderlo) e incorporar a tu vida nuevos comportamientos alimentarios y de ayuno a largo plazo. En esta fase del viaje del ayuno, lo que más me preguntan son tres cosas:

1. ¿Cómo sé que he alcanzado mi objetivo?
2. ¿Qué tipo de ayuno mantendrá mi objetivo?
3. ¿Qué tipo de alimentación mantendrá mi objetivo?

Responderé a cada una de estas preguntas para ayudarte a evitar los errores más comunes que veo cometer a mis clientes. Este capítulo también te dará la seguridad de que puedes mantener una buena salud a largo plazo, aunque no seas perfecta el cien por cien del tiempo. El ayuno es un viaje: hay momentos en los que avanzarás sin problemas y también habrá baches en el camino. Lo que marca la diferencia es cómo respondes a esos baches. Dedica algún tiempo a pensar en tu mentalidad curativa y márcate el objetivo de felicitar a tu cuerpo por todas las cosas maravillosas que hace por ti. Si engordas un poco o tus niveles de azúcar en sangre empiezan a subir, no te asustes. Fija una intención curativa y confía en que puedes tomar buenas decisiones dietéticas y de ayuno para devolver el equilibrio a tu cuerpo.

¿Cómo sé que he alcanzado mi objetivo?

Cuando pensamos en alcanzar un objetivo, a menudo medimos el éxito cuantitativamente. En otras palabras, nos fijamos en los números, y para muchos de mis clientes, eso significa los marcadores sanguíneos de la diabetes tipo 2 y la masa corporal de la obesidad. Esas cifras pueden ser útiles para comprender los cambios que se producen en el organismo, y las examinaremos dentro de un momento, pero construir una relación sana con tu cuerpo no consiste únicamente en las cifras. Se trata de cómo nos sentimos en nuestro cuerpo. Yo los llamo *los momentos humanos*.

Para los diabéticos tipo 2, el momento humano es una respuesta normal de la glucosa. Es decir, después de comer, la glucosa en sangre aumenta de forma natural. Si baja en un par de horas, se trata de una respuesta normal, y es un objetivo curativo útil y válido. Para los obesos, los momentos humanos son un punto de ajuste de peso corporal saludable y la composición corporal. El *punto de ajuste del peso corporal* es la masa con la que nuestro cuerpo alcanza la homeostasis.

¿Recuerdas nuestra tasa metabólica en reposo? Esta tasa se acelera o ralentiza para mantenernos en ese punto de ajuste, y el ayuno puede reducir el peso corporal en el que se produce esa homeostasis. También queremos una composición corporal en la que la grasa se distribuya uniformemente por el cuerpo, en lugar de depositarse alrededor de los órganos internos. Convierte los momentos humanos en tus nuevos objetivos de curación.

Diabetes tipo 2

Ninguna prueba mágica puede decirte si has revertido tu diabetes tipo 2, aunque varios marcadores sanguíneos pueden confirmar que vas por buen camino. Tu médico querrá ver lo siguiente:

1. Tu hemoglobina A1C está en el intervalo óptimo del 4,5 al 5,2%.
2. Tus niveles de triglicéridos están por debajo de 100 mg/dL o 1 mmol/L.
3. Tu relación entre el colesterol bueno (lipoproteínas de alta densidad o HDL) y los niveles de triglicéridos debe ser inferior a 1.

Estos marcadores indican que vas en la dirección correcta, pero, aunque estas cifras mejoren, no significa que tu resistencia a la insulina haya desaparecido.

Un marcador que las personas con diabetes tipo 2 aprenden a controlar es su HOMA-IR (evaluación homeostática de la resistencia a la insulina), que calcula cuánta insulina necesita producir su cuerpo para controlar sus niveles de azúcar en sangre. En mi experiencia clínica, este marcador sube y baja de forma muy drástica. Solía comprobar el HOMA-IR cada mes en mis pacientes, y descubrí que el estrés –una pelea con la pareja, un accidente de coche, incluso un día de trabajo difícil– solía elevar este marcador, lo que dificultaba evaluar con certeza si se estaba revirtiendo la diabetes tipo 2. Ya no recomiendo comprobar este marcador ni utilizarlo como medida de éxito.

Sí recomiendo que te fijes en la A1C, los triglicéridos y tu respuesta de la glucosa a los alimentos. Si te das un capricho –helado en un caluroso día de verano o una deliciosa *pizza*–, observa tu respuesta de la glucosa.

Si eres resistente a la insulina, tu glucemia se disparará y se mantendrá por las nubes durante horas. Si has revertido tu diabetes tipo 2, tu glucemia subirá en respuesta al aumento de insulina de estas golosinas, pero volverá a su valor basal en unas dos horas. Eso significa que el cuerpo está produciendo la insulina adecuada y que has superado la resistencia a la insulina. Tu organismo está procesando la glucosa a medida que entra y devolviendo tus niveles de azúcar en sangre al valor basal en unas dos horas.

Pérdida de peso

Al subirte a la báscula sabrás cuánto pesas, pero la báscula no puede decirte si has resuelto tus problemas de resistencia a la insulina. Al menos, no de inmediato. Lo que quiero que hagas es registrar el número de la báscula a lo largo de varias semanas.

Piensa en tu peso corporal como en la temperatura de una casa. La temperatura puede aumentar o disminuir, pero volverá a la que hayas ajustado en el termostato. Tu cuerpo funciona del mismo modo; su termostato es el punto de ajuste de tu peso corporal, y es el punto de equilibrio al que volverá tu cuerpo. Supongamos, por ejemplo, que tu punto de ajuste de peso corporal es de 90 kilos. Te vas de vacaciones y comes mucho, tienes unos días en los que estás enferma y luego quizá te des un capricho en una boda. Lo que encontrarás es que tu peso puede fluctuar hacia arriba o hacia abajo día a día, pero en general rondará tu punto de referencia de peso corporal de 90 kilos.

Con el ayuno intermitente, tu peso corporal disminuirá con el tiempo. Puede que lo veas bajar de, digamos, de 90 a 65 kilos. Y puedes temer que en cuanto te des un capricho –por ejemplo, en una celebración navideña o en una fiesta de cumpleaños– recuperarás rápidamente todo el peso que has perdido. Lo que he visto en la clínica, una y otra vez, es que a medida que las clientas bajan este punto de ajuste del peso corporal, su cuerpo vuelve naturalmente a ese nuevo punto de equilibrio. Las mujeres se ponen muy nerviosas al subirse a la báscula, diciéndome que han estado de vacaciones y han comido mucho, pero como su cuerpo se ha curado de la resistencia a la insulina y tienen un nuevo punto de ajuste del peso corporal, su peso se mantiene de forma natural cerca de la nueva normalidad. Han reajustado el termostato de su casa.

Llegados a este punto, quiero que dejes de pensar en tu peso por completo. En su lugar, empieza a pensar en *perder grasa*. Cuando nos subimos a la báscula, esta no nos dice cuánta grasa tenemos, sino cuánta masa tenemos. La báscula nos dice:

Masa grasa + masa muscular + masa ósea + masa de agua = peso total

La clave de la salud a largo plazo es transformar la relación con nuestro cuerpo, y para ello debemos pensar en nuestra composición corporal más que en nuestro peso total. He mencionado que cuando empecé mi viaje de ayuno, perdí 27 kilos, y sentí que había hecho un trabajo estupendo. Llevaba ropa de la talla treinta y ocho y me sentía muy orgullosa del peso que había perdido. Pero cuando vi las fotos de mi boda, que se hicieron más o menos en esa época, pensé: «No parezco metabólicamente sana». Mis problemas corporales en el pasado siempre habían tenido que ver con el control de la comida, no con mi aspecto, pero para asegurarme de que no me veía con una perspectiva dismórfica, me puse una pegatina sobre la cara en una de las fotos. Luego pregunté a treinta pacientes si pensaban que la persona de la foto tenía sobrepeso. Todos dijeron que sí. Veían lo mismo que yo: la persona de la foto parecía tener entre quince y veinte kilos de sobrepeso. Fue entonces cuando empecé a pensar en la composición corporal y a comprenderla mejor.

La absorciometría de rayos X de doble energía (DEXA, por sus siglas en inglés) suele utilizarse para medir la densidad ósea, pero también puede medir la masa muscular y la grasa. En aquel momento, mi DEXA mostró que tenía un treinta y cuatro por ciento de grasa. Aunque había perdido 27 kilos, ¡el treinta y cuatro por ciento de mi peso total era grasa! Tenía menos masa muscular que una mujer normal de mi edad. Seguí ayunando y perdí otros 13 kilos, pero solo una pequeña cantidad de grasa. Con 45 kilos y ropa de la talla treinta y seis, el treinta y uno por ciento de mi peso total seguía siendo grasa corporal. Eso estaba en el extremo superior de lo normal para una mujer de mi edad, y no era metabólicamente saludable.

Me di cuenta de que tenía que tomarme en serio las pruebas de composición corporal y transformar mi camino. Empecé a comer más grasas, a ayunar de forma más constante y a hacer ejercicios con pesas. Gané masa muscular y perdí grasa. Con cincuenta y seis kilos, tenía un veinticuatro por ciento de grasa corporal y cabía en un vestido de la talla treinta y seis. Tenía un aspecto más saludable y me sentía y estaba más sana, aunque pesaba más que en mi peso más bajo.

Cuando alcances tu peso objetivo, te animo a que dejes a un lado la báscula y te hagas un escáner DEXA. **Tu porcentaje de grasa corporal, no tu peso corporal total, debe ser tu objetivo para una salud óptima.** Para las mujeres menores de cuarenta años, lo ideal es entre un dieciocho y un veintinueve por ciento de grasa corporal. Para las de más de cuarenta años, entre el dieciocho y el treinta y cinco por ciento de grasa corporal es lo óptimo. Cuando ayunamos, activamos el sistema nervioso simpático y producimos hormonas contrarreguladoras. Nuestro cuerpo segrega la hormona del crecimiento humano, que nos ayuda a ganar masa muscular en nuestros días de reconstrucción (alimentación). Por tanto, el peso corporal no es una buena medida del progreso: puede que ganemos peso porque estamos haciendo crecer nuestros músculos y añadiendo masa en ellos, lo cual es bueno. Necesitamos músculos y huesos fuertes. La pérdida de grasa nos ayuda a comprender mejor nuestra composición corporal general.

La historia de Jamala

Jamala tenía setenta y dos años cuando acudió por primera vez a la clínica. Tenía mucha grasa visceral, había desarrollado diabetes tipo 2 y padecía debilidad ósea y osteoporosis.

Le sugerí tres ayunos semanales de treinta y seis horas para ayudarla a perder peso y revertir su diabetes tipo 2.

La siguiente vez que vi a Jamala fue seis semanas después. Su marido había sufrido un derrame cerebral. Necesitaba cuidados y no podía ayudar en casa, por lo que Jamala había estado demasiado ocupada para venir a la clínica. Había perdido mucho peso. Bromeó diciendo que sus brazos parecían tensos y que se le veían los músculos de toda la actividad física que había estado haciendo. Dijo que había ayunado mucho porque estaba demasiado ocupada para comer. Y pude ver que su cintura se había reducido tanto que el cinturón le quedaba gigantesco. Se rio mientras decía: «Cariño, ya no me queda bien *ninguna* de mis prendas».

Le tomé las medidas. Había perdido quince centímetros de cintura. Es una pérdida de grasa excepcional para una mujer posmenopáusica. Luego se subió a la báscula. Pesaba exactamente lo mismo que la primera vez que vino a la clínica, seis semanas antes. Al ver esa cifra, no paraba de llorar. En lugar de fijarse en sus increíbles progresos –ganar masa magra y perder mucha grasa–, se quedó atrapada en el número de la báscula. Creía que pesar lo mismo significaba que nada había cambiado.

Para ayudar a Jamala a ver sus progresos, pedí una gammagrafía DEXA de masa ósea. Los resultados mostraron que su osteoporosis había remitido porque al aumentar su actividad física había ganado masa ósea *y* muscular. Hicimos más pruebas para demostrar que también había perdido grasa corporal, y empezó a darse cuenta de la diferencia crucial entre perder peso y perder grasa. Cuando vio estas pruebas sobre el papel, por fin se sintió orgullosa de su extraordinario progreso y comprendió que su salud estaba mejorando drásticamente, aunque su peso corporal total siguiera siendo el mismo.

• CONSEJO DE EXPERTA •

Animo a todos mis clientes a que dejen a un lado la báscula y se fijen en cómo les sienta la ropa. Para seguir el progreso de este modo, tienes que prestar atención a cómo está cambiando tu cuerpo. Ese es el comienzo del desarrollo de una relación con tu cuerpo y no con la báscula. Tuve una clienta a la que le cabían los pantalones de yoga de su hija de catorce años: había pasado de ser muy obesa y poco saludable a tener un nuevo cuerpo fuerte. Su increíble trayectoria para perder grasa le aportó una gran energía física, que empleaba en montar mucho en bicicleta con su hija y su marido, y eso hizo que sus músculos y sus huesos se fortalecieran. Pero la báscula no le mostraba el número que ella quería ver; mostraba un aumento de peso a medida que hacía más actividad. Así que puso la báscula en la entrada de su casa y pasó por encima de ella ocho veces con su todoterreno. No tienes por qué pasar por encima de tu báscula (¡aunque puedes hacerlo!), pero te sugiero que dejes de utilizarla para medir tu éxito.

En su lugar, sigue tus progresos haciendo fotos de tu proceso de pérdida de grasa. Utiliza tu *smartphone*... o vuélvete retro y usa una cámara instantánea. No tienes por qué compartir tus fotos con nadie, pero si haces una foto cada dos o tres semanas y la comparas con las anteriores, verás los progresos a medida que cambia tu cuerpo. También verás cómo pierdes cada vez más centímetros, así que otra forma de hacer un seguimiento de los progresos es medir todos los lugares en los que acumules peso de más. Observa cómo se reduce esa cifra y utilízala como medida del éxito.

• QUÉ DEBES SABER SOBRE LAS PRUEBAS DE COMPOSICIÓN CORPORAL •

Una prueba de composición corporal puede ser una herramienta útil para determinar cómo está cambiando tu cuerpo a medida que ayunas. La resonancia magnética (RM) es la prueba de referencia, pero en Canadá no puedes pagar para que te hagan una RM con este fin. Una excelente alternativa es la absorciometría de rayos X de doble energía (DEXA), que cuesta entre sesenta y cien dólares y se realiza en menos de un minuto. Te tumbas en una camilla mientras un pequeño anillo de rayos X recorre todo tu cuerpo. El escáner muestra dónde se localiza la grasa en tu cuerpo, si es grasa buena o mala, así como la distribución de tu masa muscular. La prueba también da una idea de la masa ósea. Te recomiendo que te hagas escáneres de composición corporal una vez cada seis meses como máximo. Utilízalos para examinar tu cuerpo, comprenderlo bien y ajustar tus estrategias de mantenimiento, pero no te centres demasiado en ellos. Hay dos cosas que debes tener en cuenta:

1. **En general, el escáner recoge las reservas de glucógeno como masa muscular.** Este exceso de azúcar se almacena principalmente en nuestros músculos –bíceps, tríceps, cuádriceps– y en nuestro hígado. Si sigues la dieta estadounidense estándar, siempre almacenarás glucógeno. Si sigues una dieta baja en carbohidratos, te desharás de todo ese glucógeno. Así pues, si te haces un escáner corporal antes de empezar a seguir una dieta baja en carbohidratos y ayunar y luego te haces otro después

de haber empezado con este proceso, tu segundo escáner mostrará mucha menos masa muscular. Pero lo que en realidad ha cambiado son tus reservas de glucógeno. Si no lo sabes, ¡puedes alarmarte por haber perdido todo el músculo! Si padeces una enfermedad hepática grasa no alcohólica (EHGNA), espera a que se resuelva antes de hacerte una gammagrafía. El hígado graso consiste en un exceso de glucógeno almacenado en este órgano, y en la ecografía aparece como un músculo grande. Si esperas a haber revertido el hígado graso para hacerte la gammagrafía, obtendrás resultados mucho más precisos sobre tu composición corporal general.

2. **Para obtener resultados más precisos, hazte la gammagrafía después de dos semanas siguiendo tu rutina normal.** Muchas personas se realizan un escáner de composición corporal el día después de Navidad o justo después de las vacaciones, cuando han abandonado su plan de ayuno, comen alimentos ricos en carbohidratos y buscan datos motivadores para volver a ayunar. Recuerda que el glucógeno aparece en el escáner como músculo. Las malas elecciones alimentarias antes de una exploración DEXA hacen que los músculos parezcan más grandes en los resultados. Esos mismos «músculos» parecerán más pequeños después, lo que puede ser terriblemente desmotivador.

¿Qué tipo de ayuno mantendrá mi objetivo?

Quiero terminar con algo de información sobre el ayuno para mantener tus objetivos. El avance, como en cualquier viaje, se verá matizado por cambios y sorpresas, y no terminará para ti cuando finalice este libro. Dedícales tiempo a estas últimas palabras, y recuerda que estoy disponible *online* para apoyarte en tu camino continuo hacia la salud y el bienestar. Una vez que alcances tus objetivos de curación, lo que hagas a continuación dependerá de tu estilo de vida. Si, como muchas personas de nuestra cultura, quieres volver a picar entre comidas, tendrás que mantener una estrategia de ayuno de veinticuatro horas tres veces a la semana a largo plazo. Si consigues eliminar por completo el picoteo, puedes reducir el número de ayunos semanales.

Hace poco estuve hablando con alguien en una cena sobre por qué la gente se siente impulsada a comer a todas horas. Su teoría era que, en la época de los cazadores-recolectores, aprendimos a alimentarnos constantemente para no morir de hambre en épocas de escasez. Le señalé que no siempre teníamos acceso a agua dulce, y sin embargo no bebemos agua frenéticamente todo el tiempo. Del mismo modo, no está en nuestra naturaleza el comer a todas horas: va absolutamente en contra del impulso hormonal de nuestro cuerpo. Creo sinceramente que **dejar de picar por completo es la forma más fácil de conservar la salud y evitar recuperar la grasa que hemos logrado perder**. Además de dejar de comer entre comidas aquí tienes otras estrategias para mantener el éxito.

Ayunos de mantenimiento más cortos

Cuando hayas alcanzado tus objetivos inmediatos de curación, podrás hacer ayunos más cortos, siempre que no vuelvas a comer a diario durante todo el día.

ALIMENTACIÓN RESTRINGIDA EN EL TIEMPO

A la mayoría de mis clientes les gusta seguir una dieta de alimentos integrales con una pausa de catorce, dieciséis o dieciocho horas entre las comidas diarias. Esta alimentación restringida en el tiempo no es un ayuno intermitente terapéutico, pero minimiza el número de veces al día que se introduce insulina en el organismo, lo que es bueno para el mantenimiento. Recomiendo que estas pausas sean intermitentes, tal vez catorce horas un día y dieciséis horas al día siguiente.

Al igual que la naturaleza fluye y refluye, nuestro cuerpo funciona mejor cuando cambiamos nuestras rutinas. Puede que lo hayas experimentado en el gimnasio o con tus productos de cuidado de la piel: variar la intensidad o la duración de nuestro entrenamiento o el tipo de producto que utilizamos en la piel puede aumentar la resistencia y la adaptabilidad. Creo que el ayuno y la alimentación funcionan del mismo modo. Sé consciente de cómo te sientes, cómo te sienta la ropa, cómo están tus niveles de energía. Quizá en verano, cuando sudas y estás activa, necesites comer más. Quizá en invierno, cuando tiendes a sentarte más, necesites ayunar un poco más.

AYUNOS SEMANALES DE 24 HORAS

Si comes más alimentos procesados y refinados –quizá porque tienes hijos a los que les gustan y porque agradeces la comodidad después de un ajetreado día de trabajo–, te sugiero uno o dos ayunos de veinticuatro horas a la semana. Empieza con uno y mira cómo te va. El resto de la semana, come con normalidad, tal vez manteniendo un hábito alimentario de tiempo restringido. Al cabo de un par de meses, evalúa cómo te sientes y si tu cuerpo se ha mantenido en su punto de referencia de peso corporal ideal. Si un ayuno de veinticuatro horas a la semana no es suficiente para ti, prueba con dos.

UNA COMIDA AL DÍA (OMAD)

Muchas mujeres preguntan por el OMAD porque es fácil de encajar en su horario. Aunque puede funcionar para algunas, no es mi opción preferida para la mayoría de mis clientas a largo plazo. Solo aconsejo esta forma de proceder si tienen una buena variedad de nutrientes en su dieta. Los micronutrientes son muy importantes para nuestra salud general, y la OMAD puede provocar carencias de nutrientes porque es difícil comer una variedad suficientemente amplia de alimentos en una sola comida. He visto a clientes ganar peso siguiendo este plan debido a las deficiencias de nutrientes y a la ralentización del metabolismo.

Ayunos ocasionales más largos

Si un periodo de comer mucho te ha provocado un aumento de grasa, tu energía es baja o quieres hacer un reajuste hormonal, quizá te convenga un ayuno más prolongado. Por ejemplo, una clienta en la fase de mantenimiento del ayuno se iba a Italia durante tres semanas y quería darse un capricho con deliciosas comidas italianas ricas en carbohidratos. Mi consejo fue que disfrutara de sus vacaciones y volviera a su protocolo de ayuno terapéutico (dos ayunos semanales de cuarenta y ocho horas) entre cuatro y seis semanas después. Otra clienta perdió repentinamente a su mejor amiga y comió mucho para sobrellevar el dolor. Engordó bastante. Está probando ayunos más largos para perder grasa y volver a su cuerpo más sano.

Los ayunos más prolongados también pueden ayudar a controlar enfermedades. Hago un ayuno prolongado de cinco a siete días cuatro veces al año porque viajo mucho, lo que altera mi equilibrio hormonal. Como expliqué en el capítulo diez, considero estos ayunos más prolongados como parte de mi programa anual de mantenimiento; son una limpieza estacional para deshacerme de los desechos de mi cuerpo. Por ejemplo, el filete que como en un restaurante tal vez no sea de tanta calidad como el que prepararía en casa, y puede provocarme cierta inflamación. O podría estar aderezado con una salsa cargada de azúcar, que hace que se disparen mis niveles de insulina. Para contrarrestar estos efectos, mis ayunos ocasionales más largos inducen la autofagia y me ayudan a proseguir mi viaje hacia el bienestar. También pueden ser útiles para las mujeres ocupadas que hacen malabarismos con los niños, el trabajo y otros compromisos.

Los consejos y protocolos de ayuno que recomiendo a cada cliente son personalizados. Te animo a que pruebes distintos protocolos de ayuno y aprendas a conocer tu propio cuerpo: cuándo estás saciada, cuándo estás estresada y cuándo necesitas cambiar tu alimentación porque has alcanzado un nuevo objetivo. Trabajar con un profesional sanitario de confianza que comprenda los beneficios del ayuno (página 31) reforzará tu experiencia y te ayudará a alcanzar tus objetivos de salud. Recuerda también que actualizo constantemente la información en nuestro sitio web.

¿Qué tipo de alimentación mantendrá mi objetivo?

Muchas mujeres comienzan a ayunar para perder peso, pero descubren que al perder grasa también se sienten mejor y alcanzan la plenitud. Algunas a las que nunca les atrajo la actividad física, de repente ansían moverse y hacer ejercicio. Quieren optimizar su salud y su bienestar para la longevidad. Si estás en esta etapa de tu viaje, asegúrate de disfrutarla: contempla las vistas y siéntete orgullosa de todo lo que has conseguido. Al mismo tiempo, a medida que nos volvemos más activas, es crucial reevaluar nuestras demandas nutricionales. Intenta no angustiarte por ello: no necesitas hacer nada tremendamente diferente. Mantenerse en este magnífico estado de mantenimiento no es tan difícil como la mayoría de mis clientes creen.

Come más grasas naturales y proteínas

Un ayuno de 16/8 la mayoría de los días puede ser la mejor manera de cubrir tus necesidades nutricionales y asegurarte de que comes lo suficiente. A medida que te vuelvas más activa, puede que tengas más hambre. No recomiendo comer con más frecuencia a lo largo del día. En cambio, sugiero comer más grasas y más proteínas. Añadir de 20 a 30 gramos de grasa y proteína –unos 56 gramos de carne, pescado o aceite de oliva– puede hacer que te sientas bien y no tengas antojos de alimentos poco saludables. Si tienes niebla cerebral o sientes hambre a medida que aumenta tu actividad, utiliza la estrategia alimentaria de los noventa minutos (página 268) para establecer qué combustible necesita tu cuerpo.

Mantén tus electrolitos

No olvides añadir esa pizca de sal por la mañana y salar tus comidas y asegúrate de añadir magnesio: con alimentos, como suplemento o sumergiéndote en sales de Epsom. A medida que nos curamos, necesitamos más de estos electrolitos porque no los retenemos tan bien como antes, cuando teníamos resistencia a la insulina.

La historia de Jenny

Jenny es joven y muy activa, pero padece SOP leve y a menudo tiene sobrepeso. Aunque ha ayunado con éxito varias veces, le cuesta mantener su estilo de vida saludable una vez que ha alcanzado su peso objetivo. Jenny puede perder fácilmente 13,5 kilos en tres meses, pero luego vuelve a su antigua forma de vida y recupera el peso rápidamente.

Le aconsejé que siguiera ayunando y utilizando sus estrategias de alimentación sana *hasta que se volviera resiliente*. Es importante recordar que estamos intentando curar nuestro ser a nivel celular. Aunque alcancemos nuestro peso objetivo en unos meses y consigamos una composición corporal más sana en doce o dieciocho meses, puede llevar más tiempo curar nuestra resistencia a la insulina. Resulta tentador volver a formas de alimentación poco saludables una vez que perdemos peso, pero Jenny debe sanar completamente su cuerpo antes de poder relajar sus protocolos de alimentación terapéutica y ayuno. La animo a que se fije un nuevo objetivo de curación cuando pierda peso, para que no vuelva a caer en los viejos hábitos y perpetúe el ciclo.

Los objetivos de Jenny siguen evolucionando. A menudo los clientes acuden a mí queriendo dejar la medicación y luego desean revertir la enfermedad o perder peso. Más adelante en su viaje de curación, pueden querer mejorar su composición corporal. Cada etapa del camino implica el establecimiento de nuevos objetivos a medida que se alcanzan los antiguos.

Siguiendo un planteamiento paso a paso, Jenny aprenderá a mantener su salud a largo plazo. Es posible que cometa algunos errores más por el camino y que vuelva a caer en sus viejos hábitos unas cuantas veces más. Pero, como muchos de mis clientes y como yo, seguirá progresando. ¡No hace falta ser perfecta para progresar!

Sigue con el ayuno

Para evitar caer en viejos hábitos, una vez alcanzado tu objetivo, vive un par de meses más como si aún estuvieras intentando alcanzarlo. Eso significa seguir tu estrategia de ayuno y tu plan nutricional. Te curarás a nivel celular y cimentarás nuevos hábitos cuando te des más tiempo para acostumbrarte a tus nuevas formas de comer.

En mi viaje, he conseguido algunos logros increíbles. Tras seis meses de ayuno terapéutico, pude revertir el síndrome de ovario poliquístico y la diabetes tipo 2 y perdí grasa. Pero después de eso, tenía tanto miedo de volver a tener mala salud que continué siguiendo mi estrategia de ayuno durante seis meses más. Los resultados me sorprendieron: seguí curándome emocional y metabólicamente y mejoré mi relación con la comida y mi cuerpo. Veo continuamente a clientes que descubren que son más enérgicos y fuertes, y que llevan una vida más feliz, si continúan ayunando un poco más, incluso después de haber alcanzado sus objetivos curativos originales.

No recomiendo prohibir los alimentos por completo, porque eso puede provocar un patrón de pensamiento rebelde, pero sí conviene que los caprichos se vuelvan algo especial. Sí, deberías poder comer *pizza* o helado de vez en cuando y disfrutar de un trozo de tarta en una celebración. Tu cuerpo debería hacerse resistente a estos caprichos. Pero intenta cumplir tus objetivos de comer sano la mayor parte del tiempo y mantener el ayuno integrado en tu vida.

La autora Melissa Urban acuñó la expresión *libertad alimentaria* para describir la idea de tener el control de los alimentos que comes.[1] Lo que quiere decir es que eliges alimentos que te gustan cuando merece la pena, te los saltas cuando no, y no te sientes culpable ni avergonzada por hacer ninguna de las dos cosas. Me gusta aplicar este concepto cuando tengo que darme un capricho. No me permito caprichos todos los días, pero cuando lo hago, ¡los disfruto como nadie! Cuando elijo comer *pizza*, elijo la *pizza* más deliciosa y de mejor calidad y la disfruto. Paso de las opciones de mala calidad para poder disfrutar de una comida maravillosa. Esto es lo que te recomiendo a ti. Establece nuevos límites para poder incorporar alimentos que te gusten: puedes comer helado dos o tres veces al año, y cuando lo hagas, asegúrate de que sea el mejor, el más delicioso y el que más disfrutes. Intenta también dejar de pensar en estos alimentos como recompensas. Al igual que otros alimentos, son combustible y no una recompensa.

Sigue haciendo un seguimiento de tus niveles de glucosa para ver cómo te afectan los distintos alimentos. Evalúa, reevalúa, incorpora alimentos especiales en momentos de celebración, utiliza las estrategias que he compartido contigo y transforma lentamente tu relación con la comida.

Palabras finales: progreso, no perfección

Espero que hayas encontrado en este libro todo lo que necesitabas. A lo largo de estas páginas, he seguido el enfoque que aplico con mis clientes. Trato a todos los clientes de manera individual y personalizada y me encanta ayudarlos a encontrar su propio camino hacia el bienestar. Espero que esta guía te haya ayudado a encontrar tu propio camino y que tu viaje sea espléndido. El bienestar es un viaje, y eso significa que debes tener en cuenta que cada paso es un progreso, no una perfección. Recuerda que no debes desanimarte si tomas un camino equivocado o crees que no progresas lo bastante rápido. No todos los caminos son lineales. Creo tanto en el dicho «no se trata nunca de un fracaso, sino de una lección» que tengo esas palabras grabadas en mi cuerpo.

Asimismo, creo sinceramente que si yo puedo hacerlo, cualquiera puede. Estoy en este viaje contigo. Hubo un tiempo en que la mujer del autoservicio del McDonald's cercano a la clínica me llamaba «Babydoll» y conocía mi pedido porque iba allí muy a menudo. Comía mal y estaba muy poco sana. Si yo puedo cambiar mi relación con la comida –ahora me apetece una taza de té cuando estoy estresada en vez de una bolsa de *pretzels*–, tú también puedes. El secreto del éxito es dar pasos pequeños y constantes y aceptar que cometerás errores por el camino. En lugar de aspirar a siete días de alimentación perfecta, aprendí a aspirar a comer alimentos sanos un día a la semana y poco a poco aprendí a ayunar. Ir poco a poco y con constancia me funcionó, y así es como sigo controlando mi peso y mi salud. A ti te funcionará.

Recuerda que eres humana y que no pasa nada por cometer errores y romper el ayuno antes de tiempo. Apóyate en tu comunidad. Únete a mí y a otras muchas personas en sus viajes de bienestar *online* en nuestra comunidad. Yo estoy allí todo el tiempo, aprendiendo, compartiendo y conectando. Ven y comparte tu historia, haz una pregunta y celébralo mientras hacemos cambios y transformamos nuestras vidas juntas.

Conclusiones del capítulo trece

- Puede ser un reto alcanzar nuestros objetivos de ayuno y saber cómo medir el éxito. Mide tu progreso utilizando medidas cualitativas (momentos humanos), escáneres de composición corporal y fotos para que puedas ver bien los resultados.
- Para mantener tus objetivos de curación, procura evitar los tentempiés y sigue un plan de alimentación con restricciones de tiempo. Si el picoteo forma parte habitual de tu vida, sigue un protocolo de ayuno.
- Los ayunos ocasionales pueden ser útiles para volver al punto de referencia de tu peso corporal tras haber comido mal durante un tiempo o para prevenir enfermedades.
- Recuerda, no se trata nunca de un fracaso, sino de una lección. No te autosabotees. Estás en un viaje y se trata de progreso, no de perfección.
- Siéntete orgullosa de todo lo que has conseguido. Y sigue aprendiendo. Puedes volver a este libro cuando lo necesites y conectar conmigo y con otras mujeres *online*. Si yo puedo hacer estos cambios, ¡cualquiera puede!

Agradecimientos

Quiero dar las gracias a mis pacientes. Me permitieron aprender a ayudar a mucha gente a través de mi plataforma *online*, y mientras los apoyaba, ellos me apoyaban a mí. Esta comunidad me ayudó a prosperar. No podría haberlo hecho sola.

Doy las gracias a mi comunidad *online* y a los mentores de la comunidad que se han convertido en amigos. Ha sido estupendo tener amigos con un estilo de vida similar al mío. Gracias a todo mi equipo por estar ahí cada día. Estamos conectados por nuestro deseo de ser estudiantes de por vida y apoyarnos mutuamente. No somos solo colegas; somos una familia. Gracias al equipo de Greystone Books, especialmente a Lucy Kenward y Rob Sanders por esforzarse conmigo para que este libro pudiera salir al mundo.

Quiero dar las gracias al doctor Jason Fung por devolver el ayuno, la dieta humana original, al primer plano de la conciencia pública y por librar todas las batallas para que se nos tome en serio. Gracias por salvarme la vida y colaborar conmigo para salvar la de tantas otras personas. Siempre he querido ayudar a los demás, y la medicina convencional no estaba haciendo todo lo que podía. Ahora puedo cumplir mi sueño de ayudar de verdad a la gente.

Gracias a mi madre y a mi hermano, que también es uno de mis compañeros de equipo y trabaja incansablemente en el aspecto empresarial para que sigamos creciendo.

No podría haber terminado este libro sin el apoyo de mi querida amiga Alice. Es una maravillosa caja de resonancia y fue una fuente de gran apoyo emocional durante todo el proceso.

Y sobre todo, gracias a mi marido, Angel, que me apoya extraordinariamente y es un verdadero compañero en todos los aspectos de nuestra relación. Cuando trabajo muchas horas y días largos, él deja su vida a un lado para ayudarme a difundir mi mensaje. Cree en mí más que nadie. Soy una mujer afortunada. Espero con ilusión cada día de nuestro viaje juntos.

Apéndice

Ejemplos de planes de ayuno

• • • • •

TRES AYUNOS DE 24 HORAS A LA SEMANA

DÍA 1	DÍA 2	DÍA 3	DÍA 4	DÍA 5	DÍA 6	DÍA 7
Ayuno	Ayuno	Ayuno	Ayuno	Ayuno	Ayuno	Ayuno
Almuerzo	Ayuno	Almuerzo	Ayuno	Almuerzo	Ayuno	Almuerzo
Cena	Cena	Cena	Cena	Cena	Cena	Cena

TRES AYUNOS DE 30 HORAS A LA SEMANA

DOMINGO	LUNES	MARTES	MIÉRCOLES	JUEVES	VIERNES	SÁBADO
Ayuno	Ayuno	Ayuno	Ayuno	Ayuno	Ayuno	Ayuno
Almuerzo	Almuerzo	Almuerzo	Almuerzo	Almuerzo	Almuerzo	Almuerzo
Ayuno	Cena	Ayuno	Cena	Ayuno	Cena	Cena

TRES AYUNOS DE 36 HORAS A LA SEMANA

DÍA 1	DÍA 2	DÍA 3	DÍA 4	DÍA 5	DÍA 6	DÍA 7
Desayuno	Ayuno	Desayuno	Ayuno	Desayuno	Ayuno	Desayuno
Almuerzo	Ayuno	Almuerzo	Ayuno	Almuerzo	Ayuno	Almuerzo
Cena	Ayuno	Cena	Ayuno	Cena	Ayuno	Cena

TRES AYUNOS DE 42 HORAS A LA SEMANA

DÍA 1	DÍA 2	DÍA 3	DÍA 4	DÍA 5	DÍA 6	DÍA 7
Desayuno	Ayuno	Ayuno	Ayuno	Ayuno	Ayuno	Ayuno
Almuerzo	Ayuno	Almuerzo	Ayuno	Almuerzo	Ayuno	Almuerzo
Cena	Ayuno	Cena	Ayuno	Cena	Ayuno	Cena

DOS AYUNOS DE 48 HORAS A LA SEMANA

DÍA 1	DÍA 2	DÍA 3	DÍA 4	DÍA 5	DÍA 6	DÍA 7
Ayuno	Ayuno	Ayuno	Ayuno	Ayuno	Ayuno	Ayuno
Almuerzo	Ayuno	Ayuno	Almuerzo	Ayuno	Ayuno	Almuerzo
Cena	Ayuno	Cena	Cena	Ayuno	Cena	Cena

DOS AYUNOS DE 66 HORAS A LA SEMANA

DÍA 1	DÍA 2	DÍA 3	DÍA 4	DÍA 5	DÍA 6	DÍA 7
Ayuno	Ayuno	Ayuno	Ayuno	Ayuno	Ayuno	Ayuno
Almuerzo	Ayuno	Ayuno	Almuerzo	Ayuno	Ayuno	Almuerzo
Cena	Ayuno	Ayuno	Cena	Ayuno	Ayuno	Cena

UN AYUNO DE 72 HORAS MÁS UN AYUNO DE 24 HORAS A LA SEMANA

DÍA 1	DÍA 2	DÍA 3	DÍA 4	DÍA 5	DÍA 6	DÍA 7
Ayuno	Ayuno	Ayuno	Ayuno	Ayuno	Ayuno	Ayuno
Almuerzo	Ayuno	Ayuno	Ayuno	Almuerzo	Ayuno	Almuerzo
Cena	Ayuno	Ayuno	Cena	Cena	Cena	Cena

Notas

• • • • •

Capítulo 1

1. Victoria A. Catenacci *et al.*, «A Randomized Pilot Study Comparing Zero-Calorie Alternate-Day Fasting to Daily Caloric Restriction in Adults With Obesity», *Obesity* 24, 9 (2016): 1874-1883, https://doi.org/10.1002/oby.21581.
2. Catenacci *et al.*, «A Randomized Pilot Study».
3. Catenacci *et al.*, «A Randomized Pilot Study».
4. A. M. Johnstone *et al.*, «Effect of an Acute Fast on Energy Compensation and Feeding Behaviour in Lean Men and Women», *International Journal of Obesity* 26, 12 (diciembre de 2002): 1623-1628, https://doi.org/10.1038/sj.ijo.0802151.

Capítulo 2

1. Kevin D. Hall y Scott Kahan, «Maintenance of Lost Weight and Long-Term Management of Obesity», *Medical Clinics of North America* 102, 1 (enero de 2018): 183-197, https://doi.org/10.1016/j.mcna.2017.08.012.
2. Jordyn Taylor, «Why Do So Many 'Biggest Loser' Contestants Struggle to Keep the Weight Off?», *Yahoo! News*, 2 de mayo de 2016, https://sg.news.yahoo.com/why-many-biggest-loser-contestants-201000001.html; Gina Kolata, «After 'The Biggest Loser,' Their Bodies Fought to Regain Weight», *The New York Times*, 2 de mayo de 2016, https://www.nytimes.com/2016/05/02/health/biggest-loser-weight-loss.html.
3. Leah M. Kalm y Richard D. Semba, «They Starved So That Others Be Better Fed: Remembering Ancel Keys and the Minnesota Experiment», *Journal of Nutrition* 135, 6 (junio de 2005): 1347-1352, https://doi.org/10.1093/jn/135.6.1347.
4. Barbara V. Howard *et al.*, «Low-Fat Dietary Pattern and Weight Change Over 7 Years: The Women's Health Initiative Dietary Modification Trial», *JAMA* 295, 1 (enero de 2006): 39-49, https://doi.org/10.1001/jama.295.1.39.
5. I-Min Lee *et al.*, «Physical Activity and Weight Gain Prevention», *JAMA* 303, 12 (marzo de 2010): 1173-1179, https://doi.org/10.1001/jama.2010.312.

6. John Cloud, «Why Exercise Won't Make You Thin», *Time*, 9 de agosto de 2009, https://content.time.com/time/subscriber/article/0,33009,1914974,00.html.
7. Diabetes Prevention Program Research Group *et al.*, «10-Year Follow-Up of Diabetes Incidence and Weight Loss in the Diabetes Prevention Program Outcomes Study», *Lancet* 374, 9702 (noviembre de 2009): 1677-1686, https://doi.org/10.1016/S0140-6736(09)61457-4.
8. Look AHEAD Research Group *et al.*, «The Look AHEAD Study: A Description of the Lifestyle Intervention and the Evidence Supporting It», *Obesity* 14, 5 (mayo de 2006): 737-752, https://doi.org/10.1038/oby.2006.84.
9. The HEALTHY Study Group, «A School-Based Intervention for Diabetes Risk Reduction», *New England Journal of Medicine* 363 (julio de 2010): 443-453, https://doi.org/10.1056/NEJMoa1001933.
10. Peter Boersma, Lindsey I. Black y Brian W. Ward, «Prevalence of Multiple Chronic Conditions Among US Adults», *Preventing Chronic Disease* 17 (septiembre de 2020): 200130, https://doi.org/10.5888/pcD17.200130.
11. «Overweight & Obesity Statistics», *National Institute of Diabetes and Digestive and Kidney Diseases*, septiembre de 2021, https://www.niddk.nih.gov/health-information/health-statistics/overweight-obesity.
12. Kevin D. Hall y Scott Kahan, «Maintenance of Lost Weight and Long-Term Management of Obesity», *Medical Clinics of North America* 102, 1 (enero de 2018): 183-197, https://doi.org/10.1016/j.mcna.2017.08.012.
13. Rebecca Stamp, «Average Person Will Try 126 Fad Diets in Their Lifetime, Poll Claims», *Independent*, 8 de enero de 2020, https://www.independent.co.uk/life-style/diet-weight-loss-food-unhealthy-eating-habits-a9274676.html.

Capítulo 3

1. Hilary A. Coller, «Is Cancer a Metabolic Disease?», *American Journal of Pathology* 184, 1 (enero de 2014): 4-17, https://doi.org/10.1016/j.ajpath.2013.07.035.

Capítulo 4

1. Christian Zauner *et al.*, «Resting Energy Expenditure in Short-Term Starvation Is Increased as a Result of an Increase in Serum Norepinephrine», *American Journal of Clinical Nutrition* 71, 6 (junio de 2000): 1511-1515, https://doi.org/10.1093/ajcn/71.6.1511.
2. Sayed Hossein Davoodi *et al.*, «Calorie Shifting Diet Versus Calorie Restriction Diet: A Comparative Clinical Trial Study», *International Journal of Preventive Medicine* 5, 4 (abril de 2014): 447-456, https://www.ncbi.nlm.nih.gov/pmc/articles/PMC4018593.
3. Victoria A. Catenacci *et al.*, «A Randomized Pilot Study Comparing Zero-Calorie Alternate-Day Fasting to Daily Caloric Restriction in Adults With Obesity», *Obesity* 24, 9 (2016): 1874-1883, https://doi.org/10.1002/oby.21581.
4. Corey A. Rynders *et al.*, «Effectiveness of Intermittent Fasting and Time-Restricted Feeding Compared to Continuous Energy Restriction for Weight Loss», *Nutrients* 11, 10 (octubre de 2019): 2442, https://doi.org/10.3390/nU11102442.

Capítulo 5

1. Judith A. Whitworth *et al.*, «Hyperinsulinemia Is Not a Cause of Cortisol-Induced Hypertension», *American Journal of Hypertension* 7, 6 (junio de 1994): 562-565, https://doi.org/10.1093/ajh/7.6.562.
2. G. Pagano *et al.*, «An In Vivo and In Vitro Study of the Mechanism of Prednisone-Induced Insulin Resistance in Healthy Subjects», *Journal of Clinical Investigation* 72, 5 (noviembre de 1983): 1814-1820, https://doi.org/10.1172/JCI111141.
3. Robert A. Rizza, Lawrence J. Mandarino y John E. Gerich, «Cortisol-Induced Insulin Resistance in Man: Impaired Suppression of Glucose Production and Stimulation of Glucose Utilization due to a Postreceptor Detect of Insulin Action», *Journal of Clinical Endocrinology & Metabolism* 54, 1 (enero de 1982): 131-138, https://doi.org/10.1210/jcem-54-1-131.
4. R. P. Stolk *et al.*, «Gender Differences in the Associations Between Cortisol and Insulin in Healthy Subjects», *Journal of Endocrinology* 149, 2 (mayo de 1996): 313-318, https://doi.org/10.1677/joe.0.1490313.
5. R. M. Jindal, «Posttransplant Diabetes Mellitus –A Review», *Transplantation* 58, 12 (diciembre de 1994): 1289-1298, https://pubmed.ncbi.nlm.nih.gov/7809919.
6. Rizza, Mandarino y Gerich, «Cortisol-Induced Insulin Resistance in Man».
7. Isabelle Lemieux *et al.*, «Effects of Prednisone Withdrawal on the New Metabolic Triad in Cyclosporine-Treated Kidney Transplant Patients», *Kidney International* 62, 5 (noviembre de 2002): 1839-1847, https://doi.org/10.1046/j.1523-1755.2002.00611.x.
8. Mattia Barbot, Filippo Ceccato y Carla Scaroni, «Diabetes Mellitus Seconary to Cushing's Disease», *Frontiers in Endocrinology* 9 (junio de 2018), https://doi.org/10.3389/fendo.2018.00284.
9. Hammad S. Chaudhry y Gurdeep Singh, «Cushing Syndrome», *StatPearls*, 27 de junio de 2022, https://www.ncbi.nlm.nih.gov/books/NBK470218/.
10. Robert Fraser *et al.*, «Cortisol Effects on Body Mass, Blood Pressure, and Cholesterol in the General Population», *Hypertension* 33, 6 (junio de 1999): 1364-1368, https://doi.org/10.1161/01.hyp.33.6.1364.
11. *Your Guide to Healthy Sleep*, US Department of Health and Human Services and National Heart, Lung and Blood Institute, agosto de 2011, www.nhlbi.nih.gov/files/docs/public/sleep/healthy_sleep.pdf.
12. Eun Yeon Joo *et al.*, «Adverse Effects of 24 Hours of Sleep Deprivation on Cognition and Stress Hormones», *Journal of Clinical Neurology* 8, 2 (junio de 2012): 146-150, https://doi.org/10.3988/jcn.2012.8.2.146.
13. Gregor Hasler *et al.*, «The Association Between Short Sleep Duration and Obesity in Young Adults: A 13-Year Prospective Study», *Sleep* 27, 4 (junio de 2004): 661-666, https://doi.org/10.1093/sleep/27.4.661.
14. Jun Wang y Xin Ren, «Association Between Sleep Duration and Sleep Disorder Data From the National Health and Nutrition Examination Survey and Stroke Among Adults in the United States», *Medical Science Monitor* 28 (julio de 2022), e936384, https://doi.org/10.12659/MSM.936384; Chloe M. Beverly Hery, Lauren Hale y Michelle J. Naughton, «Contributions of the Women's Health Initiative

to Understanding Associations Between Sleep Duration, Insomnia Symptoms, and Sleep-Disordered Breathing Across a Range of Health Outcomes in Postmenopausal Women», *Sleep Health* 6, 1 (febrero de 2020): 48-59, https://doi.org/10.1016/j.sleh.2019.09.005; *Your Guide to Healthy Sleep.*

15. Jean-Philippe Chaput *et al.*, «The Association Between Sleep Duration and Weight Gain in Adults: A 6-Year Prospective Study From the Quebec Family Study», *Sleep* 31, 4 (abril de 2008): 517-523, https://doi.org/10.1093/sleep/31.4.517.
16. Hasler *et al.*, «The Association Between Short Sleep Duration and Obesity in Young Adults».
17. Mayumi Watanabe *et al.*, «Association of Short Sleep Duration With Weight Gain and Obesity at 1-Year Follow-Up: A Large-Scale Prospective Study», *Sleep* 33, 2 (febrero de 2010): 161-167, https://doi.org/10.1093/sleep/33.2.161.
18. Francesco P. Cappuccio *et al.*, «Meta-Analysis of Short Sleep Duration and Obesity in Children and Adults», *Sleep* 31, 5 (mayo de 2008): 619-626, https://doi.org/10.1093/sleep/31.5.619.
19. Lisa Rafalson *et al.*, «Short Sleep Duration Is Associated With the Development of Impaired Fasting Glucose: The Western New York Health Study», *Annals of Epidemiology* 20, 12 (diciembre de 2010): 883-889, https://doi.org/10.1016/j.annepidem.2010.05.002.
20. Rachel Leproult *et al.*, «Sleep Loss Results in an Elevation of Cortisol Levels the Next Evening», Sleep 20, 10 (octubre de 1997): 865-870, https://doi.org/10.1093/sleep/20.10.865.
21. Lisa Morselli *et al.*, «Role of Sleep Duration in the Regulation of Glucose Metabolism and Appetite», *Best Practice & Research Clinical Endocrinology & Metabolism* 24, 5 (octubre de 2010): 687-702, https://doi.org/10.1016/j.beem.2010.07.005.
22. Karine Spiegel *et al.*, «Sleep Loss: A Novel Risk Factor for Insulin Resistance and Type 2 Diabetes», *Journal of Applied Physiology* 99, 5 (noviembre de 2005): 2008-2019, https://doi.org/10.1152/japplphysiol.00660.2005.
23. Norito Kawakami, Naoyoshi Takatsuka y Hiroyuki Shimizu, «Sleep Disturbance and Onset of Type 2 Diabetes», *Diabetes Care* 27, 1 (enero de 2004): 282-283, https://doi.org/10.2337/diacare.27.1.282.
24. Chaput *et al.*, «The Association Between Sleep Duration and Weight Gain in Adults».
25. Slobodanka Pejovic *et al.*, «Leptin and Hunger Levels in Young Healthy Adults After One Night of Sleep Loss», *Journal of Sleep Research* 19, 4 (diciembre de 2010): 552-558, https://doi.org/10.1111/j.1365-2869.2010.00844.x.
26. Young Kyung Do, «The Effect of Sleep Duration on Body Weight in Adolescents», *Stanford Asia Health Policy Program Working Paper* 38, febrero de 2014, https://ssrn.com/abstrACT=2393704.
27. Jennifer Daubenmier *et al.*, «Mindfulness Intervention for Stress Eating to Reduce Cortisol and Abdominal Fat Among Overweight and Obese Women: An Exploratory Randomized Controlled Study», *Journal of Obesity* 2011 (2011): 651936, https://doi.org/10.1155/2011/651936.

28. Jennifer Daubenmier *et al.*, «It's Not What You Think, It's How You Relate to It», *Psychoneuroendocrinolog* 48 (octubre de 2014): 11-18, https://doi.org/10.1016/j.psyneuen.2014.05.012.

Capítulo 6

1. Angelo Cagnacci y Martina Venier, «The Controversial History of Hormone Replacement Therapy», *Medicina* 55, 9 (septiembre de 2019): 602, https://doi. org/10.3390/medicina55090602.

Capítulo 7

1. «History of Discovery of Polycystic Ovary Syndrome», *Advances in Clinical and Experimental Medicine* 26, 3 (mayo-junio de 2017): 555-558, https://doi.org/10.17219/acem/61987.
2. Por ejemplo, Ewa Otto-Buczkowska, Karolina Grzyb y Natalia Jainta, «Polycystic Ovary Syndrome (PCOS) and the Accompanying Disorders of Glucose Homeostasis Among Girls at the Time of Puberty», *Pediatric Endocrinology Diabetes and Metabolism* 24, 1 (2018): 40-44, https://doi.org/10.18544/PEDM-24.01.0101; P. Moghetti y F. Tosi, «Insulin Resistance and PCOS: Chicken or Egg?», *Journal of Endocrinological Investigation* 44 (febrero de 2021): 233-244, https://doi.org/10.1007/s40618-020-01351-0.
3. Maria-Elisabeth Smet y Andrew McLennan, «Rotterdam Criteria, the End», *Australasian Journal of Ultrasound in Medicine* 21, 2 (mayo de 2018): 59-60, https://doi.org/10.1002/ajum.12096.
4. Ricardo Azziz *et al.*, «Health Care-Related Economic Burden of the Polycystic Ovary Syndrome During the Reproductive Life Span», *Journal of Clinical Endocrinology & Metabolism* 90, 8 (agosto de 2005): 4650-4658, https://doi.org/10.1210/JC.2005-0628.
5. Sydney Parker, «When Missed Periods Are a Metabolic Problem», *The Atlantic*, 25 de junio de 2015, https://www.theatlantic.com/health/archive/2015/06/polycystic-ovary-syndrome-pcos/396116.
6. Roger Hart *et al.*, «Definitions, Prevalence and Symptoms of Polycystic Ovaries and Polycystic Ovary Syndrome», *Best Practice & Research Clinical Obstetrics & Gynaecology* 18, 5 (octubre de 2004): 671-683, https://doi.org/10.1016/j.bpobgyn.2004.05.001.
7. Pratip Chakraborty *et al.*, «Recurrent Pregnancy Loss in Polycystic Ovary Syndrome: Role of Hyperhomocysteinemia and Insulin Resistance», *PLoS ONE* 8, 5 (mayo de 2013): e64446, https://doi.org/10.1371/journal.pone.0064446.
8. Anju E. Joham *et al.*, «Prevalence of Infertility and Use of Fertility Treatment in Women With Polycystic Ovary Syndrome: Data From a Large Community-Based Cohort Study», *Journal of Women's Health* 24, 4 (abril de 2015): 299-307, http://doi.org/10.1089/jwh.2014.5000.
9. Enrico Carmina y Rogerio A. Lobo, «Polycystic Ovary Syndrome (PCOS): Arguably the Most Common Endocrinopathy Is Associated With Significant Morbidity in Women», *Journal of Clinical Endocrinology & Metabolism* 84, 6 (junio de 1999): 1897-1899, https://doi.org/10.1210/jcem.84.6.5803; Adam H. Balen *et al.*, «Miscarriage Rates

Following In-Vitro Fertilization Are Increased in Women With Polycystic Ovaries and Reduced by Pituitary Desensitization With Buserelin», *Human Reproduction* 8, 6 (junio de 1993): 959-964, https://doi.org/10.1093/oxfordjournals.humrEP.A138174.

10. C. M. Boomsma *et al.*, «A Meta-Analysis of Pregnancy Outcomes in Women With Polycystic Ovary Syndrome», *Human Reproduction Update* 12, 6 (noviembre/diciembre de 2006): 673-683, https://doi.org/10.1093/humupd/dml036.
11. Patrick M. Catalano *et al.*, «Gestational Diabetes and Insulin Resistance: Role in Short- and Long-Term Implications for Mother and Fetus», *Journal of Nutrition* 133, 5 (mayo de 2003): 1674S-1683S, https://doi.org/10.1093/jn/133.5.1674S.
12. Boomsma *et al.*, «A Meta-Analysis of Pregnancy Outcomes».
13. Bradley G. Chittenden *et al.*, «Polycystic Ovary Syndrome and the Risk of Gynaecological Cancer: A Systematic Review», *Reproductive Biomedicine Online* 19, 3 (septiembre de 2009): 398-405, https://doi.org/10.1016/S1472-6483(10)60175-7.
14. «Cancers Associated With Overweight and Obesity Make Up 40 Percent of Cancers Diagnosed in the United States», Centers for Disease Control and Prevention, comunicado de prensa del 3 de octubre de 2017, https://www.cdc.gov/media/releases/2017/P1003-vs-cancer-obesity.html.
15. E. Dahlgren *et al.*, «Polycystic Ovary Syndrome and Risk for Myocardial Infarction», *Acta Obstetricia et Gynecologica Scandinavica* 71, 8 (diciembre de 1992): 599-604, https://doi.org/10.3109/00016349209006227.
16. Carmina y Lobo, «Polycystic Ovary Syndrome (PCOS)»; Natalie L. Rasgon *et al.*, «Reproductive Function and Risk for PCOS in Women Treated for Bipolar Disorder», *Bipolar Disorders* 7, 3 (junio de 2005): 246-259, https://doi.org/10.1111/j.1399-5618.2005.00201.x.
17. Heather R. Peppard *et al.*, «Prevalence of Polycystic Ovary Syndrome Among Premenopausal Women With Type 2 Diabetes», *Diabetes Care* 24, 6 (junio de 2001): 1050-1052, https://doi.org/10.2337/diacare.24.6.1050.
18. Evanthia Diamanti-Kandarakis y Andrea Dunaif, «Insulin Resistance and the Polycystic Ovary Syndrome Revisited», *Endocrine Reviews* 33, 6 (diciembre de 2012): 981-1030, https://doi.org/10.1210/er.2011-1034.
19. Ethel Codner *et al.*, «Diagnostic Criteria for Polycystic Ovary Syndrome and Ovarian Morphology in Women With Type 1 Diabetes Mellitus», *Journal of Clinical Endocrinology & Metabolism* 91, 6 (junio de 2006): 2250-2256, https://doi.org/10.1210/jc.2006-0108.
20. Carly E. Kelley *et al.*, «Review of Nonalcoholic Fatty Liver Disease in Women With Polycystic Ovary Syndrome», *World Journal of Gastroenterology* 20, 39 (octubre de 2014): 14172-14184, https://doi.org/10.3748/wjg.V20.i39.14172.
21. A. L. L. Rocha *et al.*, «Non-Alcoholic Fatty Liver Disease in Women With Polycystic Ovary Syndrome», *Journal of Endocrinological Investigation* 40, 12 (diciembre de 2017): 1279-1288, https://doi.org/10.1007/s40618-017-0708-9.
22. Evangeline Vassilatou, «Nonalcoholic Fatty Liver Disease and Polycystic Ovary Syndrome», *World Journal of Gastroenterology* 20, 26 (julio de 2014): 8351-8363, https://doi.org/10.3748/wjg.V20.I26.8351; Kelley *et al.*, «Review of Nonalcoholic Fatty Liver Disease».

23. Alexandros N. Vgontzas *et al.*, «Polycystic Ovary Syndrome Is Associated With Obstructive Sleep Apnea and Daytime Sleepiness», *Journal of Clinical Endocrinology & Metabolism* 86, 2 (febrero de 2001): 517-520, https://doi.org/10.1210/jcem.86.2.7185; Balachandran Kumarendran *et al.*, «Increased Risk of Obstructive Sleep Apnoea in Women With Polycystic Ovary Syndrome», *European Journal of Endocrinology* 180, 4 (abril de 2019): 265-272, https://doi.org/10.1530/EJE-18-0693.
24. R. D. Murray *et al.*, «Clinical Presentation of PCOS Following Development of an Insulinoma: Case Report», *Human Reproduction* 15, 1 (enero de 2000): 86-88, https://doi.org/10.1093/humrep/15.1.86.
25. D. Micic *et al.*, «Androgen Levels During Sequential Insulin Euglycemic Clamp Studies in Patients With Polycystic Ovary Disease», *Journal of Steroid Biochemistry* 31, 6 (diciembre de 1988): 995-999, https://doi.org/10.1016/0022-4731(88)90344-5.
26. Stephen Franks *et al.*, «Etiology of Anovulation in Polycystic Ovary Syndrome», *Steroids* 63, 5-6 (mayo-junio de 1998): 306-307, https://doi.org/10.1016/s0039-128x(98)00035-x; Sophie Jonard y Didier Dewailly, «The Follicular Excess in Polycystic Ovaries, Due to Intra-Ovarian Hyperandrogenism, May Be the Main Culprit for the Follicular Arrest», *Human Reproduction Update* 10, 2 (marzo-abril de 2004): 107-117, https://doi.org/10.1093/humupd/dmh010.

Capítulo 9

1. Dylan A. Lowe *et al.*, «Effects of Time-Restricted Eating on Weight Loss and Other Metabolic Parameters in Women and Men With Overweight and Obesity», *JAMA Internal Medicine* 180, 11 (septiembre de 2020): 1491-1499, https://doi.org/10.1001/jamaintERNMED.2020.4153; Deying Liu *et al.*, «Calorie Restriction With or Without Time-Restricted Eating in Weight Loss», *New England Journal of Medicine* 386 (abril de 2022): 1495-14504, https://doi.org/10.1056/NEJMoa2114833.

Capítulo 11

1. Mario Barbagallo y Ligia J. Dominguez, «Magnesium and Type 2 Diabetes», *World Journal of Diabetes* 6, 10 (agosto de 2015): 1152-1157, https://doi.org/10.4239/wjd.v6.I10.1152; Debora Porri *et al.*, «Effect of Magnesium Supplementation on Women's Health and Well-Being», *NFS Journal* 23 (junio de 2021): 30-36, https://doi.org/10.1016/j.nfs.2021.03.003.
2. Pradeep M. K. Nair y Pranav G. Khawale, «Role of Therapeutic Fasting in Women's Health: An Overview», *Journal of Mid-Life Health* 7, 2 (abril-junio de 2016): 61-64, https://doi.org/10.4103/0976-7800.185325.

Capítulo 12

1. Lily Nichols, «CGM Experiment: Part 2 –A Tale of Two Breakfasts», LilyNichols-RDN.com, n.d., https://lilynicholsrdn.com/cgm-experiment-part-2/.
2. Rebecca Stamp, «Average Person Will Try 126 Fad Diets in Their Lifetime, Poll Claims», *Independent*, 8 de enero de 2020, https://www.independent.co.uk/life-style/diet-weight-loss-food-unhealthy-eating-habits-a9274676.html.

Capítulo 13

1. Melissa Urban, «What Is Food Freedom?», Whole30.com, 26 de febrero de 2021, https://whole30.com/what-is-food-freedom.

Índice temático

B

C

D

H

I

N

O

P

Q

R

S

T

U

V

W

Y

Sobre los autores

• • • • •

Megan Ramos es educadora clínica, investigadora y cofundadora, junto con el doctor Jason Fung, del Método del Ayuno. Tras perder treinta y nueve kilos y revertir sus propios trastornos metabólicos, se ha convertido en una experta mundial en ayuno terapéutico y dietas bajas en carbohidratos y ha guiado a miles de personas de todo el mundo a adelgazar y disfrutar de una mejor salud. Es coautora de *El ayuno como estilo de vida* (Editorial Sirio), *bestseller* del *New York Times*.

El doctor Jason Fung es un autor superventas del *New York Times* entre cuyos libros figuran *El código de la obesidad*, *El código de la diabetes*, *El libro de cocina de El código de la obesidad*, *SOP: síndrome de ovarios poliquísticos*, *El ayuno como estilo de vida* (publicados por Editorial Sirio) y *La guía completa del ayuno* (Editorial EDAF). El doctor Fung es también cofundador (con Megan Ramos) del Método de Ayuno, un programa para ayudar a perder peso y revertir la diabetes tipo 2 de forma natural con el ayuno.